护婴育婴宜与忌

主　编

陆素琴

副主编

谢英彪　李亚蕊　杨建平

编　委

刘晓莉　杨生梅　崔建军　张小莉

南晓琴　师晓红　张　华

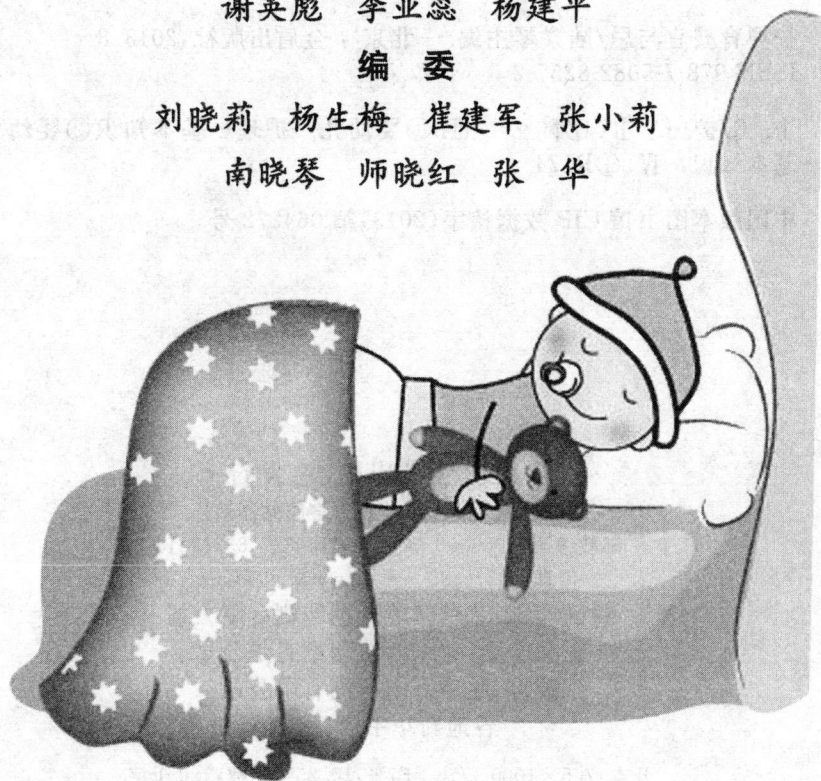

金盾出版社

内容提要

　　本书详细阐述了护婴育婴宜与忌,包括婴儿喂养、婴儿生活护理、婴儿体育锻炼、婴儿疾病防治及护理、婴儿用药、婴儿预防接种六个部分的宜与忌。其内容丰富,通俗易懂,适合孩子家长及广大读者阅读,也可供基层儿科医师临床工作参考。

图书在版编目(CIP)数据

护婴育婴宜与忌/陆素琴主编. —北京：金盾出版社,2013.8
ISBN 978-7-5082-8257-2

Ⅰ. ①护… Ⅱ. ①陆… Ⅲ. ①婴幼儿—护理—基本知识②婴幼儿—哺育—基本知识 Ⅳ. ①R174

中国版本图书馆 CIP 数据核字(2013)第 064272 号

金盾出版社出版、总发行
北京太平路 5 号(地铁万寿路站往南)
邮政编码:100036　电话:68214039　83219215
传真:68276683　网址:www.jdcbs.cn
封面印刷:北京精美彩色印刷有限公司
正文印刷:北京万友印刷有限公司
装订:北京万友印刷有限公司
各地新华书店经销
开本:705×1000 1/16　印张:10.25　字数:120 千字
2013 年 8 月第 1 版第 1 次印刷
印数:1～7000 册　定价:26.00 元

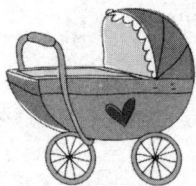

前　言

　　婴儿来到人间后,经历了从母体到宫外的巨大变化,首先面临的是生活环境与生活方式的改变,这一阶段对宝宝的正确护理和养育非常重要。对于新妈妈来说,护婴育婴是她的新课题,老人的传帮教和书本上学来的知识,会给她们带来诸多有益的教诲,但有时也会带来新旧知识的大碰撞。

　　现在,年轻的父母对自己的宝宝真是疼爱有加。但在护婴育婴的过程中,一些不经意的疏忽,反而会对婴儿造成严重伤害。因此,初为人母或人父的新妈新爸们应当了解护婴育婴过程中的宜与忌,以现代科学知识为指针,重视婴儿的优育与优护。

　　《护婴育婴宜与忌》一书由具有丰富临床经验的妇幼保健专家集体撰稿,作者站在现代科学的全新立场,对护婴育婴中的各种热点问题,以科普语言作了较为全面的诠释。本书从婴儿喂养、婴儿生活护理、婴儿体育锻炼、婴儿疾病防治及护理、婴儿用药、婴儿预防接种六个方面,详细阐述了护婴育婴中的宜与忌,相信专家提出的宜与忌可以为新妈妈们的育婴生活献计献策。

　　希望本书的问世能给新妈妈新爸爸们以专业指导,衷心祝愿每一位新妈妈产后生活快乐,母婴平安健康。

作　者

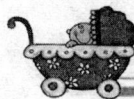

目录 *mulu*

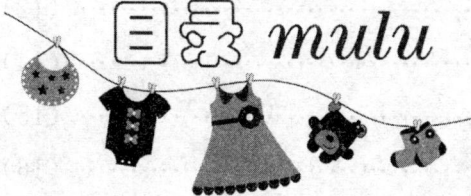

一、婴儿喂养宜与忌

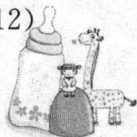

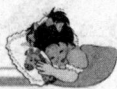

二、婴儿生活护理宜与忌

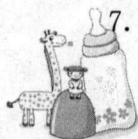

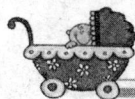

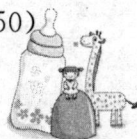

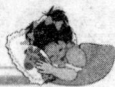

三、婴儿体育锻炼宜与忌

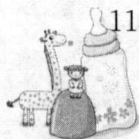

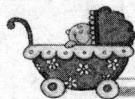

四、婴儿疾病防治及护理宜与忌

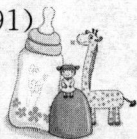

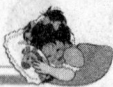

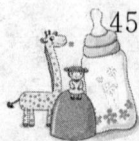

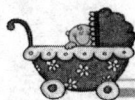

五、婴儿用药宜与忌

六、婴儿预防接种宜与忌

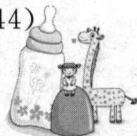

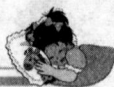

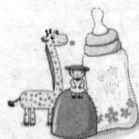

一、婴儿喂养宜与忌

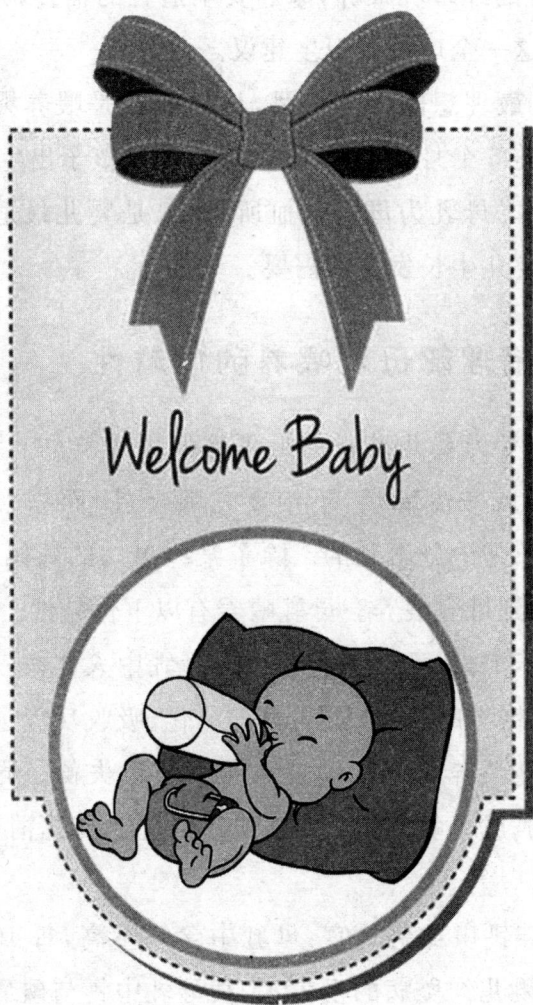

Welcome Baby

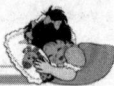

1. 宜提倡母乳喂养

2002年,世界卫生组织(WHO)和联合国儿童基金会(UNICEF)制定了《婴幼儿喂养全球策略》,以此来引起世界各国重视喂养行为对婴幼儿营养状况、生长、发育、健康及生存的影响;提出了保护、促进和支持6个月的纯母乳喂养,添加安全适宜的辅食,并继续母乳喂养至2岁以上,这一全球公共卫生建议。

母乳是婴儿最理想的天然食品,母乳喂养是喂养婴儿的最佳方式,可提供婴儿前6个月的全部营养需求,也是孩子出生后4~6个月内最佳营养食品。母乳为母亲气血所化生,是婴儿最适宜的天然营养品,也最适合婴儿生长发育的需要。

2. 宜正确理解母乳喂养的优越性

母乳是妈妈专为婴儿准备的最理想的天然食品。可是,有的妈妈为了保持体形或减少麻烦,不给婴儿喂母乳,而靠人工喂养代乳品,这对婴儿成长是十分不利的。除了某些患病的妈妈忌哺乳外,新妈妈们都应该做到母乳喂养。母乳喂养有以下优越性。

(1)母乳营养丰富,且易消化、吸收:母乳中人体内三大营养物质即蛋白质、脂肪、糖类的比例适当,对于消化、吸收功能远低于成年人的婴儿来说,母乳喂养不会出现三大营养物质失衡。同时,蛋白质、脂肪、糖类的组成成分氨基酸、多糖成分也适于婴儿消化功能特点,而易消化、吸收。

(2)母乳喂养钙磷比例适宜:母乳中含钙量高,每100克可达30毫克,可以减少婴儿佝偻病的发生,尤其母乳中钙与磷元素的比例适宜(2∶1),与正常人体内钙、磷比例一致,易于婴儿的吸收,有助于婴

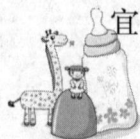

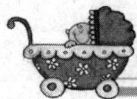

儿的生长发育。

（3）母乳具有增进婴儿免疫力，增强婴儿体质作用：母乳中含有免疫球蛋白，可抵抗多种病原体，如细菌、病毒、过敏原等，具有抗感染、抗过敏作用；母乳中还含有促进乳酸杆菌生长，抑制大肠杆菌，减少肠道感染的因子，这些因子在预防婴儿肠道或全身感染中都有一定作用；母乳脂肪中含人体必需脂肪酸，尤其是亚油酸更加丰富，因此母乳喂养的孩子不易得湿疹；母乳含糖量高，适合婴儿的需要，还能抑制新生儿肠道腐败菌和大肠菌的过度生长，故不易发生腹泻等肠道疾病。母乳喂养可降低过敏性反应和哮喘的危险，预防成年后肥胖和慢性病的发生。

（4）母乳喂养益于婴儿智力发育：调查发现，吃母乳长大的婴儿较人工喂养长大的婴儿，其智力发育好。这是因为母乳含有丰富的牛磺酸，而牛磺酸是促使脑细胞发育的重要物质之一。

（5）母乳喂养可提供较多的热能：母乳中含有较多的乳糖，可以提供适宜的热能。另外，母乳温度适宜，且直接喂养既方便又卫生。

（6）母乳喂养有利于母体恢复：婴儿的吮吸刺激，可以增加母体的子宫收缩，促进产后母体复常，减少母亲患乳腺和卵巢肿瘤的可能性。

（7）母乳喂养给予婴儿更多的爱：婴儿与母亲肌肤相贴，目光交流，可增强亲子关系，使婴儿倍感母爱的温暖，是婴儿心理正常发育的必要条件。

3. 母乳喂养宜早开奶

什么时候宜给新生儿喂奶呢？研究表明，在母亲分娩后 30 分钟内为喂哺婴儿最佳时间，也是现在所提倡的母婴宜皮肤早接触、早吸吮。

具体做法：新生儿脐带结扎后，如无异常情况，将婴儿身体上的

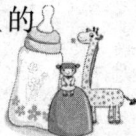

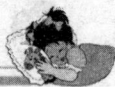

血迹擦干净,让新生儿全裸地俯卧在母亲的胸腹部,同时用母亲的乳头刺激新生儿的面颊部或口唇,可引出婴儿的觅食动作,此时立即将乳头放入婴儿口中。同时应抬高母亲的双肩和头部,看到婴儿吃奶的样子,她会忘掉分娩带来的一切痛苦,使她的情绪完全处于兴奋状态,从而促使母体内的催乳素和催产素大量分泌,为今后的乳汁分泌和排乳做好准备。

4. 乳头破裂后宜哺乳的方法

乳头破裂常因怀孕后期没有认真擦洗乳头,或因擦洗不当,新生儿吸吮不当所致乳头发生破裂(医学上称皲裂)。因此,掌握正确的喂奶方法,纠正新生儿吸吮姿势十分必要。具体方法:哺乳前用温热毛巾敷乳房和乳头3～5分钟,同时按摩乳房以刺激泌乳,并应先挤出少量乳汁使乳晕变软再开始哺乳。损伤轻的一侧先哺,以减轻新生儿对另一侧乳房的吸吮力。

5. 哺乳的妈妈忌生气

忌在新妈妈生气时或刚生过气就给婴儿哺乳,这是因为人在生气的时候所分泌的有害物质将通过乳汁被婴儿吸收,使婴儿的免疫力下降,消化功能减退,生长发育迟滞。

人在生气的时候,可兴奋交感神经系统,使其末梢释放出大量去甲肾上腺素,同时肾上腺髓质也大量分泌肾上腺素,而这两种物质在人体内分泌过多,就会产生心跳加快、血管收缩、血压升高等症状,危害新妈妈及婴儿的健康。

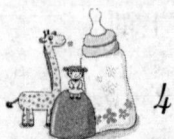

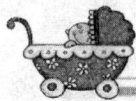

6.泌乳时忌受干扰

影响乳汁分泌的主要因素有情绪波动、哺乳方式、婴儿的吸吮力及乳母的健康状况。与泌乳有关的多种激素可直接或间接地受下丘脑的调节,而下丘脑功能又与情绪有关。

(1)担忧的心情:如惟恐泌乳量不足,可以刺激肾上腺素分泌,使乳腺血流量减少,妨碍营养物质及有关激素进入乳房,从而进一步减少了乳汁分泌。

(2)硬性规定哺乳时间:过于硬性规定哺乳时间可造成婴儿精神紧张,故在婴儿早期应采取按需哺乳的方式为宜。

7.忌弃掉初乳

有些地方受旧风俗的影响,主张把产后前几天的少量黄奶汁挤出去扔掉,嫌初乳不干净。其实,初乳不但质量很高,而且具有免疫作用。根据对产后1～16天母乳营养成分的调查表明,①初乳含丰富的抗体,尤以分泌性免疫球蛋白 A(SIgA)为多,此外还含有乳铁蛋白,较多的白细胞,溶菌酶及抗菌因子,有助于预防新生儿的细菌感染,为婴儿提供了出生后的初次免疫。②初乳含有丰富的微量元素,如锌是促进婴儿生长发育,特别是神经系统的发育,很有益处。③初乳含有丰富的维生素 A,可以减少婴儿严重的感染。④初乳具有轻泻的作用,可使新生儿的胎粪尽早排出。由此可见,初乳是新生儿最理想的营养食品,所以应该让新生儿吸吮初乳,忌把初乳弃掉。

8.忌母乳喂养前喂食其他食物

在母亲第一次喂奶前给婴儿喂食糖水或牛奶,称为哺乳前喂养

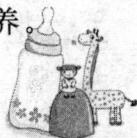

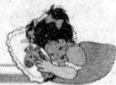

研究表明,哺乳前喂养其他食物没有必要,应当废除。这是因为新生儿在出生前,体内已贮存了足够的营养和水分,可以维持到母亲来奶,而且只要尽早给新生儿哺乳,少量的初乳就能满足刚出生的正常新生儿的需要。如果坚持进行哺乳前喂养,反而会对婴儿和母亲都带来不利。对新生儿的危害是:因新生儿吃饱以后,不愿再吸吮母亲的乳头,也就得不到具有抗感染作用的初乳,而人工喂养又极易受细菌或病毒污染而引起新生儿腹泻,过早地用牛奶喂养也容易发生新生儿对牛奶的过敏等。

9. 宜知新生儿哺乳方法

新妈妈应该学会下述正确的喂奶方法。

(1)每次哺乳前,应给婴儿更换干净的尿布,妈妈应先洗净双手,再用温水擦洗乳头。

(2)妈妈应取坐位,不要躺着给婴儿喂奶。喂奶时妈妈姿势要舒适,以减轻疲劳,抱起婴儿,使婴儿的头和身体呈直线,身体贴近妈妈,使婴儿头和颈得到支撑。

(3)将婴儿贴近乳房,鼻子对着乳头。妈妈用手指能很好地避开乳晕托起乳房,使婴儿上唇能含接更多的乳晕,下颌紧靠乳房,注意不要堵住婴儿鼻孔,以免影响呼吸。

(4)婴儿吸吮动作缓慢有力,妈妈的乳汁会大量涌出,此时妈妈可用手指挡一下或暂停一会儿,以防止引起婴儿呛咳。

(5)每侧乳房喂奶时间5～15分钟。因为母乳排乳反射至少3分钟,在5分钟内排空75%,10分钟内排空90%。每次喂奶应吸空双侧乳房,吸空一侧再吸空另一侧。每次哺乳时间15～20分钟,最长不超过30分钟。因为较长时间的喂奶可使新生儿养成吃奶缓慢的习惯,也不利于促进乳汁分泌。

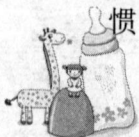

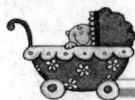

(6)喂奶完毕,可将婴儿竖起,轻拍其背部以吐出空气,然后将婴儿右侧卧位,以防溢奶而吸入气管。

10.宜将婴儿未吸尽的乳汁排空

奶量的多少与乳腺接受刺激的强弱有关,对乳腺的刺激越强,乳汁的分泌量越多。因此,如果乳腺内奶液每次都被乳儿全部吸出,乳管内空虚,乳腺就会受到较大刺激,分泌的乳汁就会增加。有的婴儿一次不能将乳汁全部吸尽,妈妈又舍不得把剩余的乳汁挤掉,而乳汁中还存在一种抑制乳汁分泌的因子,当大量乳汁存留在乳房内时,该因子就可抑制泌乳细胞分泌。此外,由于剩余乳汁堵塞乳腺,也会引起乳房内出现圆形或椭圆形的硬块,造成乳房胀痛或刺痛,甚至发生乳腺炎,影响妈妈的健康和婴儿的喂养。

11.忌混合喂养和人工喂养的方法不当

母乳不足或母亲不适合哺乳则应采取混合喂养和人工喂养。因母乳不足或妈妈不能按时给婴儿哺乳,需加用牛乳、羊乳或其他代乳品补充,即为混合喂养,其又可分为补授法及代授法喂养。若母乳哺喂时间不变,每次先哺母乳,将乳房吸空,然后再补充其他乳品,即为补授法。若每日用其他乳品代替一至数次母乳喂养婴儿的,即为代授法。人工喂养(包括混合喂养)除不完全具备母乳喂养的优越性外,还存在一些缺点。因此,在混合喂养和人工喂养时,除要在喂养的食品上讲究营养成分和适合婴儿发育需要外,还必须注意以下事项。

(1)混合喂养最好采用补授法,可使婴儿多得母乳,且刺激乳腺,促进乳汁分泌,防止母乳进一步减少。不得已采用代授法时,每日母

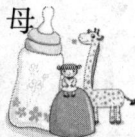

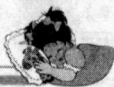

乳喂养次数最好不少于3次,否则泌乳量会进一步减少。最好妈妈仍按时将乳汁挤出以保持乳汁分泌,挤出的母乳如能保持清洁,在温热后仍可喂哺。

(2)混合喂养和人工喂养,都必须做好奶具消毒。由于奶类和其他代乳品易繁殖细菌,乳品容易变质,从而引起婴儿的消化不良。所以,首先要做好奶具消毒和其他乳品的保存。

(3)配奶者要注意卫生,手洗干净。消过毒的奶,要用漏斗分装在瓶内,用消毒巾盖好,最好放在10℃以下冷藏,喂时用热水隔瓶温热即可。

(4)喂奶温度要合适。妈妈喂前可将奶滴在手背或将盛奶的奶瓶贴在脸颊上试温度,以不感到烫或凉为宜。

(5)橡胶奶嘴孔大小要合适,在奶嘴上扎1~2个孔,以孩子在10~15分钟吃完为宜。喂奶时要随时注意将奶汁充满奶嘴,以免婴儿吸进空气。

(6)每次喂奶要适量,婴儿每日奶量有很大的个体差异,可根据具体情况增减。每天总乳量计算为:新生儿每日乳量约等于体重的1/5;2~4个月为1/6;6个月为1/7;7~12个月为1/8。喂养新生儿要用2:1的奶和水,2~4周后用3:1的奶和水,1个月后可喂4:1的奶和水或全奶。

(7)注意婴儿大小便变化。经常注意婴儿大小便的变化,有利于婴儿喂养调配。例如,糖少、蛋白质多,婴儿易大便干燥,尿量少而发黄;糖多则婴儿大便有泡沫或酸味等。

(8)当不能进行母乳喂养时,配方乳品应作为优先选择的乳类来源。婴儿配方奶粉是参照母乳成分和模式,在营养组成上对牛乳加以调整和改进,配制成适合婴儿生长发育所需的奶制品。

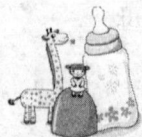

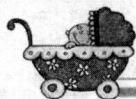

12. 忌定时给婴儿喂奶

有的妈妈习惯于定时给婴儿喂奶,使婴儿同成年人一样定时就餐。研究表明,这种传统的定时喂奶对婴儿和母亲都不利,应做到按需喂奶,婴儿想吃就喂,母亲奶胀就喂,这样可满足母婴的生理要求。

(1)刚刚出生的新生儿吸吮力很强,这是让婴儿学习和锻炼吸吮能力的最佳时期,不必拘泥定时喂奶。如定时喂奶,婴儿可能入睡不吃,而不喂奶时,婴儿又想吃,哭闹不停。因此,硬性规定喂奶时间和次数,就不能满足其生理要求,必然会影响其生长发育。

(2)按需喂奶、勤喂奶,还能促进母乳分泌旺盛,有利于婴儿吃饱喝足,可加快婴儿生长发育。实验证明,每天喂 6 次奶,平均每日泌乳为 520 毫升,如每天喂奶 12 次,每天平均分泌乳汁 725 毫升。同时有利于消除乳胀,避免妈妈患乳腺疾病的可能。

(3)为了实现按需喂奶,婴儿生下来就应和妈妈同室,即能保证随时喂奶,又能使婴儿接受母爱,尽快地提高妈妈抚养婴儿的能力。

13. 母乳喂养忌忽视维生素 K 缺乏

由于母乳中维生素 K 含量低,特别是在哺乳妈妈体内维生素 K 缺乏的情况下,婴儿可能会因维生素 K 缺乏而引起消化道黏膜及颅内等部位出血。维生素 K 缺乏性出血现象发生于婴儿出生后 24 天至 3 个月,通常称之为晚发性出血。其临床特点为出血时间正常而凝血时间延长,血小板计数正常而凝血机制出现障碍,输新鲜血或静脉滴注维生素 K,可迅速止血。晚发性维生素 K 缺乏致出血可引起婴儿贫血,肝、肾功能障碍,心力衰竭,昏迷等危象,抢救不及时就会有

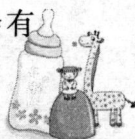

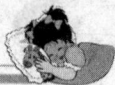

生命危险。

为保证婴儿健康生长发育,母乳喂养期间应积极预防婴儿晚发性维生素 K 缺乏症的发生,主要措施如下:①新生儿出生后要做到早喂奶,以促进婴儿肠道菌群形成,有利于维生素 K 的合成。②哺乳妈妈应多食绿色蔬菜、黄豆、肝脏、蛋黄等含维生素 K 较多的食物,提高母乳中维生素 K 的含量。③掌握正确喂奶方法,应先让婴儿吃空一侧再吃另一侧,因为后半部分母乳所含维生素 K 明显多于前半部分母乳。④如果妈妈患有肝胆疾病或服用了妨碍维生素 K 生成的药物,应口服补充维生素 K。一般从产前 2 周开始服,每日 20 毫克。⑤尽管母乳喂养是婴儿维生素 K 缺乏的主要因素,但不是惟一因素。婴儿患有肝胆疾病、腹泻及感染性疾病时,维生素 K 摄入、吸收和利用会不足,遇到这些情况时,在积极治疗原发病的同时,每周肌内注射维生素 K 5～10 毫克。

14. 宜正确判断婴儿母乳喂养不足

判断婴儿母乳喂养不足的可靠指征是:婴儿体重增加不良,每月体重增加少于 600 克。尿量少且浓,每日少于 6 次。婴儿在吃母乳时,常常是吃奶时间超过 20 分钟或更长,且不肯放开乳头,或是用力吸住乳头,不让妈妈抽出;有的婴儿吸一阵儿后吐出乳头哭一阵儿,再吸奶;不到吃奶的时间就感到饥饿或哭闹,夜间也不好好睡觉。这些表现可能是母乳喂养不足的指征。

婴儿吃不到足够的母乳,常常是因为婴儿吸吮不够或没有进行有效的吸吮,很少是妈妈泌乳不够的原因。发现婴儿母乳喂养不足时,妈妈应该情绪稳定,心情愉快,保证睡眠,要吃易消化、营养丰富的食物;每次要尽量让婴儿吸空乳房,增加婴儿的喂奶次数。

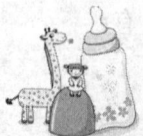

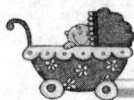

15. 不宜进行母乳喂养的情况

(1)妈妈感冒发热不得不服用药物时,可等病愈停药后再喂。但应注意每天按喂哺时间把奶挤出,次数最好和婴儿吃奶次数一样多,不分昼夜。挤出的母乳也不要再喂给孩子吃,以免其中的药物成分给孩子带来不良影响。

(2)凡妈妈患有严重疾病,如心脏病、活动性结核病、肝炎、糖尿病、肾炎、癌症等,都不能给孩子吃母乳,一则有些病会传染给孩子,再则增加妈妈身体负担,会加重病情。妈妈患乙肝或系乙肝病毒携带者(HBsAg 阳性),由于母婴传播主要是通过胎盘或分娩时血液传播,因此患乙肝妈妈并非哺乳的绝对禁忌证。HBeAg(e 抗原)阳性者可以考虑人工喂养。

(3)妈妈患急性病,如感冒、高热时,要暂停授乳,病愈即可继续哺乳。患有精神病的母亲,更不能给婴儿授乳。妈妈患有严重乳头皲裂和乳腺炎等疾病时,应暂停母乳喂养,及时治疗,以免加重病情。

(4)在污染条件下工作的,如产棉区大量喷洒农药的棉农;皮革厂、制药厂、电镀厂工作的,特别是肥胖的妈妈,脂肪丰富,毒物容纳量多;超过 38 岁的高龄产妇,因为年龄越大,脂肪组织中的毒物含量就越多。对这些妈妈的孩子而言,母乳就不能说是安全的。这些妈妈可使用牛奶或以科学配方配制的代乳品喂养婴儿,以避免乳汁中环境污染物对婴儿的毒害。

(5)婴儿患先天性代谢性疾病,如半乳糖血症、苯丙酮尿症等,不适宜喂母乳。

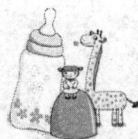

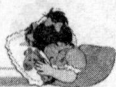

16. 宜慎用婴儿配方奶粉

初为父母总是担心婴儿的营养不足,认为调配的婴儿食品比母乳好,往往在孩子出生不久,就开始添加婴儿配方食品。6个月以内的婴儿胃肠屏障功能还未发育完全,其消化和吸收功能自然不完善,对一些配方奶粉中的蛋白质、脂肪、糖类等大分子物质难以充分消化,很容易引起婴儿过敏或产生不良反应,导致腹泻、呕吐、咳嗽或发热等。而母乳中的这些大分子物质不仅利于婴儿吸收消化,还可协助预防婴儿湿疹、肠道疾病。

而母乳中所含的特异性抗体、生长因子等多种生理活性物质(它们具有抗感染、促进婴儿生长发育等诸多作用),是在人工配方食品中难以添加的。如果忽视母乳喂养,不仅达不到预期的效果,还会给婴儿带来负效应。

17. 用奶瓶喂婴儿宜讲究卫生

婴儿吃完奶后,要把奶瓶中剩下的奶水全部倒掉,奶嘴、奶盖及螺纹环盖使用后应用清洁剂清洗,奶瓶内外彻底冲洗干净,不要留下任何残留物,以防细菌滋生。

婴儿奶瓶消毒最简单的方法是煮沸。煮沸消毒法是将奶具洗净后放入盛有冷水的锅内,水要没过奶具。水沸后,继续煮沸10分钟,把奶具捞出(奶嘴容易损坏应在关火前3分钟放入锅内即可),放在清洁干燥处,并用消毒巾蒙盖好,备用。

18. 宜安排好婴儿辅食

随着孩子日渐成长,单靠喂奶已不能满足营养上的需要,这时候

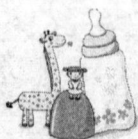

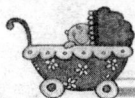

就应该为孩子添加辅食。对于孩子来说,断奶过渡期是一个重要的学习阶段,因为这代表他从婴儿时期的单一饮食向成人膳食迈出了第一步。

2002年世界卫生组织提出:在婴儿满6个月时添加辅食最理想。因为此阶段的婴儿无论胃肠道、神经系统及肌肉控制等发育已较为成熟,而且舌头的排外反应消失,有正常的吞咽动作。

(1)辅食与发育:6个月的婴儿已由一个只有3~4千克重的小不点,长成了7~8千克重的小人儿,这时的婴儿已经可以吃一些米糊、蔬菜、果泥,甚至稀饭等食物。殊不知,这个时期仍然是孩子生长发育的重要时期,所需的营养也就应该更多。如果没有足够恰当的营养支持,不但会影响他的身体发育,而且会影响他的智力和心理发育。此外,婴儿从妈妈身上获得的免疫物质逐渐减少,如果不注意营养补充,婴儿很容易长得不好,易患感染性疾病。

(2)辅食与消化:6个月的婴儿已具有咀嚼运动,并开始出牙,胃肠适应能力也逐渐增强,加之已适应了前阶段的食物,此期可以添加的食物种类扩大了,而且食物的质地也应逐渐由液状变为糊状和小块状。随着消化吸收的能力日渐提高,可试喂合适的婴儿辅助食品,由少量到多量,从一种增加到多种,从细到粗,从稀到稠。可以喂婴儿混合谷类的食物,如营养奶糊等,为婴儿提供较多的蛋白质和铁等营养素,同时让婴儿尝试不同质地、不同口味的新食物。另外,在这一阶段还需添加肉泥、肝泥、蛋黄或全蛋、蔬菜泥、水果泥等,以保证孩子摄入平衡的膳食。在添加上述食品时,可将其搅拌在稀饭中一起喂婴儿,或者适当选用未添加防腐剂、香料及色素等的市售谷类食品喂养婴儿,这样一方面满足婴儿所需,另一方面可减轻妈妈们制作食品的辛劳。

(3)辅食与健康食品:为婴儿添加辅助食物时,不要喂婴儿无益

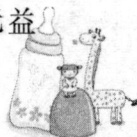

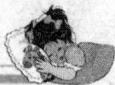

或危险的食品。有些食品不能提供婴儿适宜的营养,还有可能导致婴儿养成不健康的饮食习惯,如煎炸的食品、加香料的饮料、巧克力等。另外,还有可能引起哽噎的食物,即使是在有人看管的情况下,也不应给婴儿吃。这些食物包括生而硬的水果或蔬菜,如葡萄、樱桃或浆果、花生仁、黑桃仁、油炸土豆片及小块硬糖等。

(4)辅食与选择:添加辅食首先给婴儿喂食米糊,因为米在谷类中较少引起婴儿的过敏反应,妈妈可以从每日1~2茶匙开始,如果没有呕吐、腹泻及食欲不振等不良反应,可逐渐增量到每餐小半碗左右。在婴儿习惯吃米糊1周后,才可添加其他食物,如果泥和菜泥等,待婴儿习惯一种食物后再试喂另一种。

19. 宜细心加工婴儿辅食

婴幼儿的食品基本分为四大类:奶及奶制品、蔬菜和水果、大米等谷类、蛋和肉类。当孩子逐渐适应了上述各类食物后,每餐或每日的食物中应包含上述4种食物,而食物的性状应从液体、糊、泥状向固体过渡,即从喂菜汤、果汁、肉汤,过渡到米糊、菜泥、果泥或肉泥,继而是小块的菜、果或肉块。这就要求家长制作出不同种类的混合食物,以使孩子的营养更全面均衡。

(1)刚给孩子制作辅食时,应选择加工后的颗粒细小、口感细腻嫩滑的食物,如胡萝卜、苹果泥、香蕉泥、蒸鸡蛋羹等,利于孩子吞咽和消化吸收,稍大后可选择颗粒较粗大的食物,以锻炼孩子的牙齿,促进咀嚼功能的发展。

(2)家长不应用成年人的口味来制作婴儿食物,婴儿食物以口味清淡天然为佳,忌添加盐、过多的糖等调味剂,以免增加肾的负担,并养成日后嗜甜或咸的不良习惯,更不可添加人工色素、味素、防腐剂等添加剂。制作婴儿食品的用具和进食的餐具应消毒,保持清洁卫

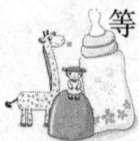

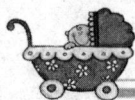

生,因为婴儿的免疫力较成人低,易受病菌感染而患病。

20. 宜重视婴儿的营养摄入

婴儿是指 1 岁以内的孩子。婴儿的营养补充除了促使其体格生长外,对智力的影响也同样重要。婴儿期的阶段,一方面因生长发育特别迅速,需要比较多的营养素;另一方面消化功能薄弱,不能摄入及消化固体类的食品,而液体及半固体类食物容积大,对胃容量小的婴儿来说,只能少量多次摄入,如处理不当就可出现腹泻、营养不良等疾病。

婴儿营养物的摄入要注意质与量,蛋白质、糖类及脂肪 3 种产能量营养素之间的比例,约以 1∶4∶2 比较适宜。蛋白质摄入过少可影响婴儿生长发育的速度,使组织的修复缓慢,抵抗力降低,而蛋白质摄入过多可以使大便干燥,体温升高,增加肾脏的负担;糖类过多,如牛奶中加了较多的糖,婴儿外表看来很胖,但是肌肉松弛,抵抗力差,容易生病;若长期脂肪供给量不足(如吃脱脂或半脱脂奶,腹泻后长期进素食),非但婴儿体重不增,还会出现各种脂溶性维生素缺乏症,而脂肪摄入过多会引起腹泻、消化不良等。三大营养素摄入过多可造成肥胖症。

婴儿一出生,求生的本能驱使他首先迫不及待地寻觅适于自己的食物,这是极其合情合理的。因为婴儿要在短短的 3 个月内,让自己的体重变为出生时的 2 倍,12 个月龄时体重增至 3 倍。大脑的发育也很快,出生 9 个月后,脑重量将要由初生时的 350 克增长至 660克左右,到 2 周岁时,则要达 900~1 000 克,而当 2 周岁,就必须基本完成脑细胞数量的增殖任务,否则智力的发育就要造成终生难以弥补的缺损。由此可见,襁褓时代的饮食营养实在是太重要了。

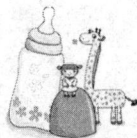

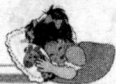

21. 宜从婴儿期开始防偏食

婴儿断乳以后,已开始形成比较完备的味觉,因此婴儿期和幼儿期的儿童,应注意进食各种味道的食品,使味蕾感受到各种味道,并逐渐适应各种味道的刺激。这样,可使儿童的味觉发育相对完善,也是避免其偏食和挑食的有效措施。

一般来说,孩子们都喜欢味道较甜和较香的食品,因为这些食品在精神上和情绪上都能使他们产生良好的感受,极少或根本没有接触过苦味和酸味食物,长大后就会对此类味感极不适应。所以,在他们味觉全部完善以前,辅食添加便应有意识地让他们接触酸、苦、香、辣和咸味,既可预防今后出现偏食,又可增加各类营养物质,如鱼汤、菜汤、面汤,随着其适应力和年龄的增长,逐渐加量。此期间应注意的是,添加这种食品时,应以某一味道为主,随时更换,切不可两种或两种以上味道并重,更不可较长时期添加某一种有味食物。否则,达不到调整其味觉的效果,反而造成偏食偏味。①偏食糖类可使儿童发胖,出现龋齿,甚至产生嗜糖性精神烦躁症。②偏食盐可导致青年期以后的高血压。③各种偏食均有可能造成儿童营养不良,对其视觉、听觉及嗅觉的发育都有重大的影响。

22. 宜防范婴儿食物过敏

婴儿在出生后几个月时,就可发生食物过敏。轻度的过敏仅仅表现为皮疹,而重度则会引起呕吐、腹泻及绞痛。

(1)牛乳是引起过敏的常见原因。牛乳中较多的酪蛋白是造成婴儿过敏的主要原因。虽然发生率较低,但一旦发生则表现为哮喘、腹痛、便秘、咳嗽、腹泻、湿疹、呕吐等症状。严重时出现过敏性休克。

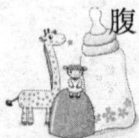

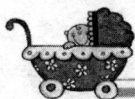

（2）鸡蛋清、小麦、玉米、巧克力、柠檬类水果、西红柿、草莓及鱼均可导致婴儿过敏，因此一般在婴儿出生后最初的几个月避免食用。

（3）螃蟹、大虾、鳝鱼及各种鱼类、动物内脏均可导致婴儿过敏，家长平时对孩子初次品尝的此类食物应慎重，第一次应少吃一些，如果没有不良反应，才可以让孩子多吃一些。

（4）果蔬类也会引起婴儿过敏，如扁豆、毛豆、黄豆等豆类，蘑菇、木耳、竹笋等菌藻类，以及香菜、韭菜、芹菜等香味菜，还有水果如菠萝等。在给孩子食用时应该多加注意，特别是患湿疹、荨麻疹和哮喘的孩子一般都是过敏体质，应避免摄入致敏食物，导致疾病复发和加重。

随着孩子年龄的增长，身体逐渐强健起来，有些孩子可能会自然脱敏，即对某种食物不再发生过敏反应。不过，当再次接触该食物时，还是应该慎重，从少量开始，无不良反应后再逐渐增加，以免旧病复发。

23．婴儿忌吮吸乳头入睡

有的妈妈为了使孩子很快入睡，喜欢让婴儿吮着乳头睡觉，这种习惯非常不好。婴儿吮着乳头睡觉，一醒就吸奶，天长日久容易导致胃肠功能紊乱而发生消化不良。此外，被窝里的空气本来就不新鲜，加上婴儿嘴里含着乳头，呼吸动作受到一定的限制，故可引起孩子缺氧而导致睡眠不安。一旦妈妈熟睡后，身体和乳房也有可能堵住孩子的口、鼻，使幼小的孩子无力挣脱而引起呼吸困难，甚至发生窒息危险。

用塑胶奶嘴哄孩子入睡也是不可取的。①经常含奶嘴的孩子总是在进行吸吮，会咽下过多的空气，造成胃内空气胀满，而增加吐奶

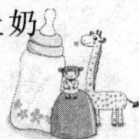

17

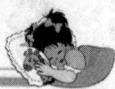

的可能,有时还会引起腹痛。②不断地吸吮会给口腔发育造成影响,造成上下颌骨发育畸形,影响面部的美观。③形成了吸吮奶嘴的习惯以后,很难改正,增加断奶的难度。④孩子含奶嘴睡着以后,奶嘴有可能堵塞孩子的口鼻,造成窒息。

24. 断奶忌过早或过迟

过早断奶后,用人工喂养会对婴儿的生长发育产生某些不良影响,因为母乳是婴儿最理想的天然营养食品。然而,这也并不意味着断奶越迟越好。我国的一些农村地区,小儿长到 2~3 岁时仍在吃母乳,这种小儿往往瘦弱易生病,因为随着婴儿的逐渐长大,营养素的需要量相应增加,而母乳量和其中的营养成分已不能满足小儿生长发育的需要。有的父母直到婴儿超过 1 岁,才给以添加辅食,这就太迟了,既影响小儿的食欲,又妨碍其营养吸收和生长发育,极易发生营养缺乏症,使幼儿形成了不易改变的饮食习惯,不愿尝试新的食物。

25. 忌强行给孩子断奶

给孩子断奶要慢慢来,让婴儿有一个适应过程。随着辅食次数和量的增加,先停止夜间喂奶,直至最后完全断奶。有的父母给婴儿强行快速断奶,结果婴儿哭闹不止,很容易上火,吃不好,睡不好,而影响健康。也有的父母平时不为婴儿断奶做准备,要断奶时就往奶头上抹辣椒水或红药水,以此吓唬孩子。使婴儿感到不愉快,影响情绪,容易引起疾病。

目前断奶的方法为自然断奶,即不断诱导孩子吃其他食物,同时还允许小孩吃奶,逐步让婴儿自己停止吃奶。

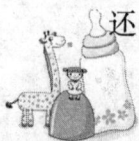

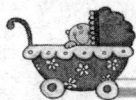

26. 宜重视添加辅食

孩子每日的进食时间应固定,先喂饭,后喂奶。进食时间固定,可形成有益的条件反射,使孩子食前就产生饥饿感。孩子感到肚子饿时,就有可能接受除奶以外的食物。开始加饭时,应从少量开始,使孩子有个适应和品味的过程,不能操之过急;食物的制作要精细,适当调配颜色,要适合孩子消化系统的发育水平,孩子对色彩鲜艳的东西有较大的兴趣,在提供食物时可利用这一心理特点,将饭菜的颜色调配适当,使孩子更容易接纳食物。切忌把食品做得颜色很深,引起孩子的反感。

孩子在开始吃饭时恐怕会用哭闹等方式进行对抗,家长不能因为哭闹就不坚持了,一旦妥协,就更不容易纠正这一毛病了。

27. 忌用乳酸奶代替牛奶

酸奶是用鲜牛奶通过特殊细菌发酵制成的,牛奶经酸化后,酪蛋白凝块变小,并且可使胃内酸性增高,对于孩子的消化吸收很有帮助,孩子适量食用酸奶是有好处的。需要注意的是一定要选购新鲜优质酸奶,家庭有条件的自制酸奶也可以,但值得注意的是酸奶容易变质,忌久藏,一定要现买现吃,或现做现吃。

乳酸菌饮料不能代替牛奶来喂哺孩子。因为尽管许多乳酸菌饮料也叫"某某奶",但其中只含有少量牛奶,从营养价值上看,乳酸菌饮料远不如牛奶,其中蛋白质、脂肪、铁及维生素的含量远低于牛奶,因此应控制孩子食用,避免孩子因过多食用这类饮料,而减少了牛奶和其他食物的摄入量,更不能把乳酸菌饮料作为孩子的主食。

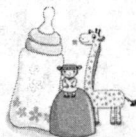

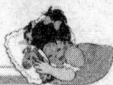

28. 婴儿忌喝成人饮料

（1）兴奋剂饮料：如咖啡、可乐等，其中含有咖啡碱，对婴儿的中枢神经系统有兴奋作用，影响脑的发育。

（2）酒精饮料：酒精刺激婴儿胃黏膜、肠黏膜乳头，可造成损伤，影响正常的消化过程。酒精对肝细胞有损害作用，严重时可引起转氨酶增高。

（3）茶叶水：虽然茶叶含有维生素、微量元素等对人体有益，但婴儿对所含茶碱较为敏感，可使婴儿兴奋、心跳加快、尿多、睡眠不安等。茶叶中所含鞣质与食物中蛋白质结合，影响蛋白质的消化和吸收。饮茶后铁元素的吸收下降 $2 \sim 3$ 倍，可致贫血。例如，以色列人有让婴儿喝茶的习惯，其中 32.6％的婴儿有贫血症，而不喝茶的婴儿患贫血症只占 3.5％。

（4）汽水：其所含小苏打可中和胃酸，不利于消化。胃酸减少，易患肠道感染。汽水所含磷酸盐，可影响铁的吸收，亦可成为贫血的原因。

29. 婴儿忌多饮水果汁

有些家长唯恐婴儿的营养不够，常常给他们喝水果汁来代替饮水，以补充维生素 C。水果汁口感好，营养也不错，适当地给孩子喝一些对身体有好处。但物极必反，婴儿过多饮用反而有害。

用水果制造出来的果汁中含有丰富的果糖，人体可以吸收利用，但是过量的果糖可影响身体对铜的吸收。铜是体内参与制造心血管组织所必需的微量元素之一，婴儿缺铜将给日后罹患冠心病留下隐患。铜还是机体中许多酶类的组成部分，它参与体内铁的代谢，因此

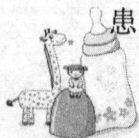

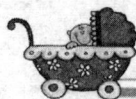

缺铜也会造成贫血,补充铁剂治疗效果也不好。此外,果汁中还含有枸橼酸和色素。前者进入人体后与钙离子结合成枸橼酸钙,不易释出,使血钙浓度降低,引起多汗,情绪不稳,甚至骨骼畸形等缺钙症状。色素对婴儿的危害也颇大,过量的色素在体内蓄积不仅是婴儿多动症的原因之一,而且可以干扰多种酶的功能,使蛋白质、脂肪和糖类的代谢发生障碍,从而影响婴幼儿的生长发育。

应给孩子多饮白开水,因为白开水最容易通过细胞膜,对身体干扰小,有利于新陈代谢,保持免疫功能,提高抗病能力。白开水中可适量加些果汁,但切勿过多,更不可以它代替白开水。

30. 婴儿忌喝豆奶

豆奶作为婴幼儿喂养最佳替代品,多年来一直无人质疑。研究表明:吃豆奶长大的孩子,成年后引发甲状腺和生殖系统疾病的风险系数较大。这是因为婴儿对大豆中高含量抗病植物雌激素的反应与成年人相比完全不同。成年人所摄入的一半植物雌激素可在血液中与雌激素受体结合,从而有助于防止乳腺癌的发生,而婴儿摄入的植物雌激素只有 5%能与雌激素受体结合,其他未能吸收的植物雌激素在体内积聚,这样就有可能对每天大量饮用豆奶的婴幼儿将来的性发育造成危害。

31. 忌用嚼过的食物喂孩子

常看到有的家长怕孩子吃食物嚼不烂,以至于不好被消化吸收,就先在自己的口中进行咀嚼,待食物被嚼烂后,再给孩子吃。喂食动作是"口对口"或"手入口",这是一种极不卫生的做法。

常言道:吃别人嚼过的馍没有味道。食物在口中的咀嚼,是消化

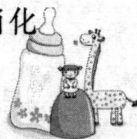

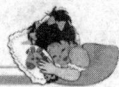

过程中不可缺少的一环。如果让孩子将这一环省去,将会对孩子的肠胃功能造成不利的影响。如果孩子还不会咀嚼,可切碎、煮烂后用小匙喂着吃。在吃的过程中,食物与唾液充分搅拌后才被送入胃中,这样既符合科学规律,又会让孩子感觉到食物的滋味。大人口中常常带有某些病菌,大人口对口地将食物传递给孩子,势必将病菌带入孩子口中,这种后果是不难想象的。因为孩子抵抗力弱,很容易被传染上各种疾病。至于用手将食物送入孩子口中的做法,更是极其错误的。手上所沾染的病菌、病毒等各种传染疾病的脏东西最多,这样喂养孩子简直是在"喂细菌",是十分可怕的行为,应坚决杜绝和彻底纠正这种错误的做法。

32. 忌忽视婴儿过食性腹泻

腹泻是新生儿和婴儿的常见病,发病的原因较多,除肠道病毒和细菌、非肠胃系统的传染病灶等引起之外,因超量喂食而引起的过食性腹泻也有相当的比例。在临床上,以过食物质的不同将婴儿过食性腹泻区分为以下 3 种。

(1)糖类过食:主要是过量摄入淀粉食品(如米糊、米粉等)造成胃肠内淀粉酶相对不足,导致肠内淀粉异常分解而引起发酵性消化不良,出现胀气、严重腹泻。这类患儿常常因为罹患了呼吸道感染或肺炎,医师嘱咐饮食尽量清淡些,不要过食脂肪和蛋白质,结果做妈妈的单纯给予淀粉饮食,造成此类腹泻。其临床特点是每日排便数次至数十次,粪质粗糙,呈绿水样或糊样,量多,泡沫多,有酸臭味,有时可见粪便中有小白块和多量的食物残渣,或未消化的食物。

(2)蛋白质过食:有些年轻父母认为婴儿生长发育需要蛋白质,就大量喂以蛋白质食品,而这远远超过婴儿的生理需要和胃肠负担,于是肠内蛋白质异常分解,进而发生腐败性消化不良。这种腹泻的

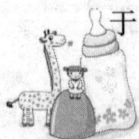

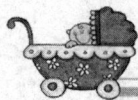

特点是每日排便 3～5 次或更多,呈黄褐色稀水便,有刺鼻的臭鸡蛋味。

(3)脂肪过食:由于脂肪(包括动物性脂肪和植物性脂肪)进食量过多,大于胃肠消化能力,从而引起腹泻(又称脂肪泻)。其临床特点是每日排便 3～5 次或更多,呈灰白色稀便或糊状,量较多,外观似奶油,内含较多奶块或脂肪滴,臭味较重。

对因摄取营养过多而引起胃肠消化功能障碍所致腹泻的患儿,应在限制进食的同时,补充适量维生素 B_1、维生素 B_6 及多酶片等,以帮助消化。不要认为婴儿一腹泻就是细菌所致而盲目滥用抗生素。

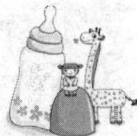

二、婴儿生活护理宜与忌

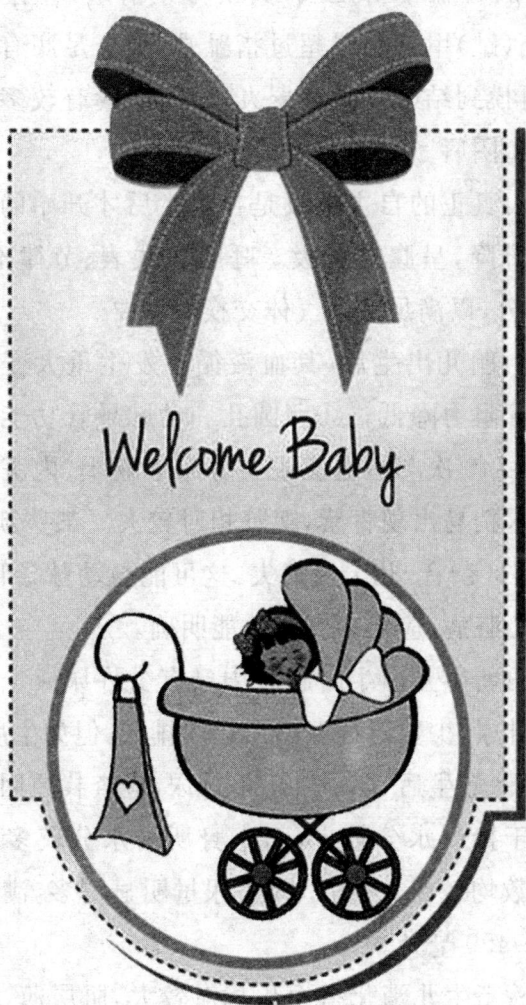

Welcome Baby

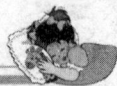

1. 宜知足月新生儿的特点

新生儿期是指胎儿娩出结扎脐带时开始至生后28天。正常足月新生儿应是妊娠满37～42周娩出。

(1)外形特点：出生体重超过2500克，身长超过47厘米，其皮肤红润，胎毛少，胎脂覆盖全身皮肤，头发分条清晰，耳郭软骨发育良好、轮廓清楚。指(趾)甲长至或超过指趾端，整个足底有较深的足纹交错分开，乳房可摸到结节。男婴睾丸下降、阴囊有较多皱褶。女婴大阴唇完全遮盖小阴唇。

(2)呼吸系统：真正的自主呼吸是在出生后才开始的。新生儿呼吸主要靠膈肌的升降，呈腹式呼吸。呼吸较浅表、节律不整，但频率较快，40～50次/分，以满足体内气体交换的需要。

(3)循环系统：胎儿出生后，其血液循环发生重大变化。①脐带被结扎。②肺血管阻力降低。③卵圆孔和动脉导管功能性关闭。心率波动较大，约为140次/分，血流主要分布于躯干、内脏，而四肢少。所以，四肢发凉、末梢易出现青紫，脾脏相对较大。某些新生儿生后1～2天可闻及心前区杂音，几天后消失，这可能与动脉导管未闭有关，不一定是先天性心脏病，应定期复查才能明确。

(4)泌尿系统：新生儿出生时膀胱中已有少许尿液。大多数新生儿出生后6小时排尿，少数延迟至第二天才排尿，但如生后24小时不排尿，应引起注意。如生后48小时仍不排尿，应查找原因。新生儿出生后最初几天由于摄入水分较少，而本身所需水分较多，所以，一开始尿量及排尿次数均较少，大约一周后尿量明显增多，满月前每天的尿量可增至250～450毫升。

(5)消化系统：新生儿消化道面积相对较大，肌层薄，能适应大量流质食物的消化吸收。吸吮及吞咽功能完善，协调良好，并能与呼吸

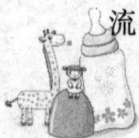

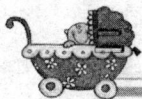

同步进行。新生儿生后 10~12 小时内开始排出黑绿色胎粪,过 3~4 天转为过渡性大便,而排出黄色软便。若出生后 24 小时未排便,应查找有无肛门闭锁。新生儿胃呈横位,贲门括约肌发育不良,而幽门括约肌发育良好,但胃容量小,故新生儿易溢乳。新生儿唾液分泌及淀粉酶较少,但能适应消化的需要。

(6)血液系统:新生儿出生时,血液中红细胞及白细胞计数较多,红细胞约 6×10^{12}/升,血红蛋白 200~230 克/升,白细胞(15~20)× 10^9/升,不久即逐渐下降。新生儿血容量的多少与脐带结扎的迟早有关,一般情况下为 85 毫升/千克体重,若推迟 5 分钟结扎脐带,可使血容量增加到 120 毫升/千克体重,同时也使红细胞计数及血红蛋白量增加。

(7)免疫系统:免疫球蛋白 G(IgG)和丙种球蛋白可通过胎盘而传给胎儿。因此,新生儿对多种传染病有特异性免疫,但这种被动免疫抗体在出生后逐渐减少以致消失。新生儿特异性免疫及非特异性免疫均不成熟,网状内皮系统的吞噬作用及白细胞对真菌杀灭作用均较差,故易患多种感染性疾病。因此,对新生儿的居室及新生儿的用具要清洁消毒,预防感染的发生。另外,新生儿还可从母乳中获得某些抗体,应提倡母乳喂养。

(8)代谢系统:新生儿代谢旺盛,其体液总量约占体重的 80%,比其他年龄儿童为多;按体重计算,其最低耗氧量比成人高。初生时产热能源主要来自糖代谢,但因糖储备不足,故生后头几天机体越来越多地动用脂肪和少量蛋白质产热。由于新生儿肌肉和许多其他组织细胞的数量比年长儿相对较少,故细胞内液的比例较细胞外液相对较少。初生数天内由于丢失较多的水分,因此可发生生理性体重下降。由于肝脏酶系统发育未成熟,使得新生儿代谢某些化学物质有一定的困难,而容易发生某些疾病。

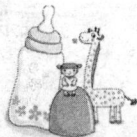

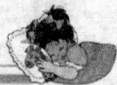

(9)神经系统:新生儿脑体积相对较大,其重量占出生体重的10%～12%。但脑沟、脑回、神经髓鞘未完全形成,骨骼肌运动终板发育不完善。所以,对下级中枢的抑制能力较弱,易出现不自主或不协调的动作。新生儿出生时已具备完善的觅食、吸吮、吞咽、恶心、呕吐、拥抱、握持等生理反射,温度觉较灵敏,但嗅觉较弱、听觉迟钝。

(10)体温调节:新生儿中枢神经系统发育尚未成熟,体温调节机制不完善,加之新生儿皮下脂肪较薄,体表面积相对较大,体温易受外界环境的影响而波动较大。因此,炎热季节新生儿的卧室应注意通风,并供给足够的水分;冬天要为新生儿保温,以防冻伤及硬肿症的发生。

2. 宜知新生儿常见的生理现象

(1)生理性黄疸:有50%～70%的婴儿出生2～3天后,皮肤出现轻度发黄,但精神、吃奶都很好,这就是生理性黄疸。这是由于胎儿时期体内的红细胞数量较多,出生后红细胞破坏,产生过量的胆红素。但新生儿肝脏代谢胆红素的能力较低,多余的胆红素在血液内积聚,从而染黄了皮肤和巩膜。生理性黄疸一般会在生后7～10天内自行消退,足月儿最迟不超过2周,早产儿最迟可延迟到3～4周。

(2)假月经(阴道出血):新生儿出生5天左右,一些女婴的家长发现婴儿的阴道会排出少量红色和白色的分泌物,这就是假月经。在怀孕期,母体雌激素进入胎儿体内,引起阴道上皮和子宫内膜的增生。等到出生后,母体雌激素的影响突然中断,增生的阴道上皮和子宫内膜就会脱落,于是分泌出白色黏液,即白带。一些女婴的阴道还会流出血性分泌物,这就是假月经。假月经是生理性阴道出血,属于正常现象。发生这种情况后,一般会持续1～2天,父母不必着急,只要保持外阴的清洁卫生就可以,不需要做特殊治疗。

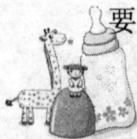

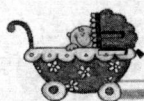

（3）乳腺肿大：新生儿不论男女在生后的几天内可能会出现乳房肿大，甚至分泌少许乳汁样液体，有些老人习惯挤压新生儿的乳头，特别是女孩，认为不挤压乳头，以后就不能给后代喂奶，这是没有科学根据的。新生儿乳房肿大的原因是，新生儿体内含有从母体中得到雌、孕激素及泌乳素等，这些激素刺激了乳房，出现肿大和泌乳，这是正常的生理现象，不用处理，出生 2～3 周后就会自行消退。挤压乳头易造成感染，侵入的细菌也会引发感染，重者还可引起败血症。

（4）马牙：有些婴儿的牙龈上有时会看到一些淡黄色米粒大小的颗粒，被俗称为"马牙"，有人习惯将它用粗布擦掉。所谓"马牙"是由上皮细胞堆积而形成的，属于正常生理现象，几周后会自行消失。

（5）螳螂嘴：有些新生儿口腔的两侧颊部都有一个较厚的、隆起的脂肪垫，老百姓俗称"螳螂嘴"。有人认为"螳螂嘴"妨碍婴儿吃奶，要将它挑掉。其实这样做是不科学的，脂肪垫属于新生儿正常的生理现象，不仅不会影响婴儿的吮奶，反而有助于婴儿的吸吮。

（6）生理性体重下降：婴儿出生后的前几天体重可能没有增加，反而有所下降，这就是生理性体重下降。这是由于婴儿出生后吃奶量还不多，通过排尿、排胎便或出汗等途径使水分丢失而造成的，一般 7～10 天即可恢复正常体重，并开始正常的体重增长。

（7）新生儿脱发：大多数新生儿在出生后的 2～3 周内发生显著脱发。这是由于婴儿出生后，大部分头发毛囊在数天内由成长期迅速转为休止期所致，一般经过 9～12 周后，婴儿的毛囊会重新形成毛球，并向成长期活动，重新生长出新发。

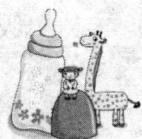

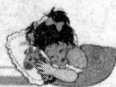

3. 宜保持新生儿体温稳定

婴儿出生后必须靠自身的体温调节来适应外界环境温度的变化。但是，这段时期新生儿的体温调节中枢的功能还不完善，通过中枢调节体温的功能较差而使体温不易稳定。此外，新生儿的皮下脂肪也较薄，体表面积按体重计算相对也较大（约为成人的3倍），容易导致散热过多而发生体温过低。在寒冷的季节里，婴儿如不注意保暖，全身冰冷，可引起皮肤冻伤，甚至可出现皮下脂肪变硬而发生硬肿症。

另一方面，由于新生儿的汗腺发育不全，其排汗、散热的功能较差，肾脏对水和盐的调节功能也较差，如环境温度过高、过分保暖或水分摄入过少，体温可上升很高，甚至高达40℃，可因高体温而引起抽搐，甚至可导致突然死亡。因此，新生儿出生后，应注意保持周围环境温度的基本稳定，室温最好控制在16℃～22℃，衣、被薄厚要适当，高温季节要注意水分的摄入（母乳喂养儿可多吃母乳，人工喂养儿则应适当多喝一些水），以维持新生儿体温的稳定。

需要提醒的是，不要给婴儿包裹成"蜡烛包"。因为"蜡烛包"束缚了婴儿的身体尤其是手和脚，使婴儿在寒冷季节因活动减少、产热减少而很容易导致硬肿症等寒冷损伤。另外，又可因"蜡烛包"过紧过厚，在环境温度偏高时，因散热不良而致体温过高，甚至导致婴儿突然死亡。

4. 宜知新生儿的呼吸

（1）新生儿正常的呼吸频率比成人快，每分钟可达40～50次，呼吸节律稍有不均匀，但不伴有皮肤、口唇青紫，心率减慢等情况，即为

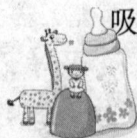

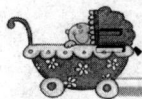

正常呼吸。

健康的新生儿一般不出现呼吸异常现象，只是在难产、早产儿中较多见，故必须做好产前检查，发现胎位不正及异常情况应及时给予处置，这对预防新生儿呼吸异常是非常重要的。

(2)呼吸异常是指呼吸窘迫和呼吸暂停而言。呼吸窘迫，即呼吸很费力，吸气时胸廓软组织及上腹部凹陷，呼气时发出哼哼的呻吟声，呼吸时两侧鼻翼翕动，呼吸快者超过每分钟 60 次以上，并伴有皮肤青紫。

(3)呼吸暂停是指患儿呼吸停顿 20 秒钟以上，并有面色青灰，心跳减慢至每分钟 30 次以下。早产儿发生率较高。

5. 宜会数新生儿呼吸次数

世界卫生组织所推荐的用数呼吸次数来判断儿童是否患有肺炎，是一种简单的识别技术。这种方法家长易学易会，可帮助家长观察婴儿的病情。

正常新生儿的呼吸不规律，常常有一阵快速的呼吸阶段，有一阵缓慢的呼吸阶段，有时有短暂的呼吸暂停。因此数呼吸次数时，不能数 15 秒乘以 4 即为 1 分钟呼吸次数，这样会使呼吸增快的婴儿不能被发现，而呼吸正常的婴儿被数出呼吸增快。正确的做法是要数满 1 分钟。数呼吸时要注意一吸一呼为一次呼吸。由于婴儿胸廓上下运动幅度小，以腹式呼吸为主，因此观察呼吸运动时，观察腹部运动更明显，数出来的呼吸次数更准确。数呼吸时，要在婴儿安静时数，不要在婴儿哭闹、吃奶后数呼吸。

婴儿患有肺炎除呼吸增快外，还会出现一个重要体征——胸凹陷。当吸气时婴儿的胸壁下部明显内陷即为胸凹陷，是婴儿肺炎较重时的一种表现，观察有无胸凹陷时也要在婴儿安静状态下判断才

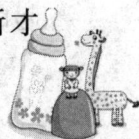

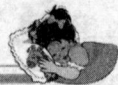

能准确。

6. 宜通过囟门观察孩子的健康状况

1岁以内的孩子,特别是新生儿,头颅骨还没有发育好,每块颅骨之间没有完全连接在一起,在两块额骨和两块顶骨之间形成一个菱形的空隙,这就是前囟门,又称为前囟,用手摸上去,软软的,没有骨头。

(1)孩子前囟部位比头颅表面突出,像个小鼓包似的,用手按一按,感觉很硬,绷得很紧,这说明头颅里面压力增高。引起压力增高的原因很多,最常见的原因是感染,如各种脑炎、脑膜炎,颅内出血或脑肿瘤、脑积水时,也都可以引起颅内压增高。正常婴儿哭时或用力时,颅内压也可以增高,摸前囟门比较硬,不能算作异常。

(2)孩子颅内压力低时前囟门表现为塌陷。引起的原因最常见的是腹泻或频繁的呕吐,身体丢失较大量水分所造成的。婴儿严重营养不良、消瘦时囟门也可以表现凹陷。正常婴儿1岁到1岁半时前囟门就闭合了。患有佝偻病、脑积水的小孩,前囟闭合时间较晚,若闭合太早也应引起注意,会影响孩子的脑部发育。

(3)前囟这部位虽然重要,但也不是禁区,有的人连摸也不敢摸,给孩子洗澡时也不敢洗,这都没必要,前囟部位的皮肤可以清洗,以保持孩子的清洁卫生。

7. 宜知新生儿的"异常信号"

(1)生理性体重下降:出生后婴儿体重可逐渐下降6%～9%。这是由于婴儿进食和喝水少,肺和皮肤不显性失水及大小便排出所引起的,10天之后即可恢复到出生时的体重。

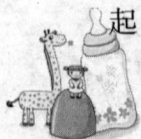

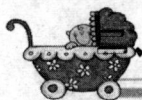

（2）头形异常：阴道分娩的新生儿头部一般呈椭圆形,头顶部肿起一个包。这是由于分娩过程中胎头在产道内受压引起的。有的婴儿出生后头部出现柔软肿块,而且逐渐增大,这是分娩时受压而引起的头皮血肿,只要局部不感染,出生后 6～10 周即可消失。

（3）尿液发红：新生儿一般在出生后 24 小时内排尿。看到尿布被染成砖红色时不必担心,这是因为尿中的尿酸盐引起的。

（4）大便发黑：婴儿的第一次大便叫胎便,出生后 24 小时内婴儿可排出黏稠的黑绿色的无臭大便。这是由消化道分泌物、咽下的羊水和脱落的上皮细胞组成的便样,3 天之后即可转为正常。

（5）皮肤长斑：有的新生儿皮肤会出现粉红色的斑块。这是由于新生儿皮肤柔嫩,受外界刺激而充血引起的,经 1～2 天后即可消退。

（6）生理性黄疸：新生儿出生后 2～3 天,在面部、胸背部的皮肤处可出现轻度黄色,一般 1～2 周即可消失。

8. 宜知新生儿的行为发育

由完全寄生于母体的胎儿变为依靠哺乳为生的新生儿,生活环境有了巨大的变化。研究发现,新生儿有着惊人的能力,而这种能力在平时的生活中就能显现出来。一般将新生儿所有的行为活动按照觉醒和睡眠的不同程度可分为以下 6 种状态。

（1）安静觉醒状态：新生儿刚生下来就有一段安静觉醒时间,平均约 40 分钟。在这段时间里,他们会注视父母的脸,专心听父母说话,他们的眼睛睁得很大,明亮发光,很安静又很机敏,喜欢看东西,特别是圆形、色彩鲜艳的东西,如红球、有鲜明对比条纹的图片。还喜欢看人脸,更喜欢看戴眼镜人的脸。当人脸或红球慢慢移动时,甚至他们的目光会追随着。不过,所示的物体或人的脸当距离新生儿眼睛 20 厘米左右,太近或太远都不能使他看清楚。他们还会听声

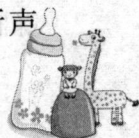

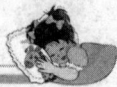

音,特别是音调高的声音(难怪新生儿喜欢听母亲的声音)。当父母在他耳边轻轻呼唤,他会转过脸来看新妈妈。新生儿这一状态所占据时间很短,大约为一整天时间的10%。

(2)活动觉醒状态:当新生儿吃奶前或烦躁时活动增加,眼和脸部的活动也多了,好像在环视周围环境,并发出一些简短的声音。有时运动很剧烈,甚至出现自发的惊跳。有时活动呈阵发性,伴有特殊的韵律。新生儿的手臂、腿、全身和脸部每1~2分钟出现一次有节律的活动,这些活动表明新生儿在向父母传递信息,表示自己需要。例如,新生儿在饥饿时显得烦躁多动甚至哭叫,聪明的妈妈会立刻给婴儿喂奶,当新生儿一吃到奶后便立刻安静下来。如果妈妈不理会婴儿的需求,则新生儿表现为活动增强或惊跳。

(3)哭的状态:新生儿哭时四肢有力地活动,眼睑可张开或紧闭,脸有时变得很红,这是一种交流方式。哭声表示新生儿的意愿,希望父母能满足自己的要求,如饿了、尿布湿了、身体不适、要大人陪伴或抱等,细心的父母一般经过2周左右与新生儿的相处,学会了理解婴儿哭的原因,并给以适当的处理。

(4)瞌睡状态:常发生在刚醒后或入睡前,眼睛半睁半闭,眼睑出现闪动,目光变得呆滞,神情淡漠,反应迟钝,对外界的声音、图像等刺激无动于衷,常伴有轻度惊跳,这是觉醒和睡眠之间的过渡阶段,持续时间较短。

(5)安静睡眠状态:新生儿在这一状态中脸部放松,眼睛闭着,全身除偶然的惊跳和极轻微的嘴动外没有自然的活动,呼吸均匀,这表明婴儿处在完全休息状态。

(6)活动睡眠状态:此时新生儿眼睛通常是闭合的,但偶然短暂地睁开一下,常可见眼球在眼睑下快速运动,这时呼吸不规律,比安静睡眠时稍快。手臂、腿和整个身体偶然有些动作,有时小脸还会做

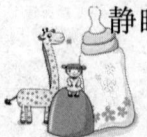

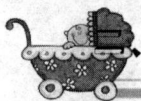

出怪相、微笑或皱眉,有时出现吸吮动作,新生儿通常在睡觉醒来之前处于这一状态。

9. 宜观察新生儿的微小变化

(1)哭声:新生儿离开母体到人间,与大人感情交流的惟一方式就是哭。正常新生儿哭声是响亮、有力、带有节奏的呱呱声。如解除不适,哭声应即停止。如果继续不停地哭,且声调异常,如尖声高调,则应考虑可能有颅内出血或脑膜炎;如哭声低弱或少哭不哭,多应想到是否有重病或有畸形等。

(2)皮肤:正常新生儿皮肤红润、细腻,似有绒毛感。新生儿皮肤对外界细菌、毒素侵入的屏障功能很差,故擦洗、抚摸宜轻柔,成年人接触新生儿前要洗手。因为新生儿皮肤表面似良好的培养基,任何致病或不致病的细菌均可附着在皮肤上滋养且繁殖。尤其是新生儿的腋下、臀沟、骶尾骨部更容易被感染,极易造成新生儿皮肤的破损、脓疱或痱子,应引起妈妈的重视,否则易导致新生儿败血症、脓毒血症、皮下坏疽等。

(3)大便:正常新生儿一天可排便3～4次。母乳喂养的新生儿大便次数为1～2次,呈金黄色,略稀。牛奶喂养儿的大便呈淡黄色,水分少,状稠,有时为软条状。有些新生儿胃肠蠕动较明显,往往每次喂奶后有大便。新生儿大便若呈稀水蛋花样,黏液脓性带血,便时呈喷射状,伴腹胀,应立即去医院就诊。

(4)口腔:新生儿口腔黏膜极易受损,但往往被父母所忽视,而易患鹅口疮。此病多是由于口腔卫生不清洁或婴儿抵抗力减低,长期用抗生素导致白色念珠菌感染所引起的。其预防应做到在给新生儿喂奶前,妈妈要擦洗干净乳头,若使用橡胶奶嘴,应每次水煮消毒15分钟。喂奶后应以棉签蘸温开水或1％苏打水轻轻涂擦新生儿口腔

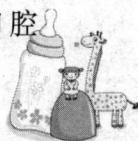

35

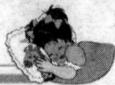

黏膜。有的婴儿上腭正中有小白点为上皮珠,或牙龈上有马牙,这是新生儿特有的,切勿挑破,可不需处理。

(5)脐带:新生儿脐带一般在3～7天即可脱落。脱落前任何细菌都可沿此进入体内而引起感染,因此脐带要保持清洁,未脱落前应避免水洗。常用0.75％碘酊擦脐部,可减少污染的机会。一旦发现脐周皮肤发红,有臭味、流水、流脓或脐痂迟迟不脱落,应及时治疗。

(6)吃奶:早产儿吸吮、吞咽功能差。①人工喂养的孩子,因奶嘴质硬、孔洞过小可造成婴儿吸吮费力疲劳。②妈妈乳头过小、过大、扁平或没有帮助孩子张口,让孩子含住大部分乳晕,都可影响婴儿吃奶。③口腔糜烂、鹅口疮,呼吸道感染、鼻塞,也是造成婴儿拒奶的原因。

(7)呼吸:①新生儿鼻塞、呛咳伴有发热,可能为上呼吸道感染。②吐泡沫、口周发紫,呼吸表浅,鼻翼翕动,表示婴儿呼吸困难,可能为支气管炎、新生儿肺炎等。

(8)惊厥:新生儿抽搐多不典型。正常新生儿由睡眠转为清醒时,可有突然惊跳样动作。饥饿时可有激动和震颤样运动,不能认为是惊厥。但是,如果肢体出现阵挛性和强直性抽搐,阵发性咀嚼、眨眼、眼球上翻,面色苍白或青紫,可能是婴儿抽搐,要引起重视。

(9)体温:发热或体温过低。新生儿体温调节中枢不完善,常受环境影响。体温高于37.5℃为发热,常见于室温过高、衣被过厚,出汗过多而饮水不足,也可能是因为疾病所致。体温低于35℃为体温过低,可见于早产儿、室温低且保暖不好、饥饿、营养不良等。

10. 宜用正确方法抱好新生儿

第一种抱法:将婴儿的头部直接托起,放在妈妈的肘窝处,一只手掌托住婴儿的外侧小屁股,另一只手掌托起内侧小屁股,将婴儿抱

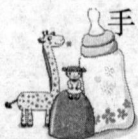

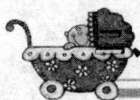

起即可,这种方法妈妈最为常用。

第二种抱法:妈妈用一只手掌托住婴儿的头部,另一只手掌托起婴儿的小腿部。将婴儿的小屁股放于妈妈的双腿上,使他与妈妈面对面,上部身体与妈妈的腿部成一定角度,但不要太直立。

第三种抱法:这种抱法用于洗头时。用一手掌托起婴儿的头部,另一只手掌托起婴儿的双腿。将婴儿夹在妈妈的腋下,托住头部的这只手的肘部,可夹住婴儿的小屁股(借助髋关节的力量),另一只手为婴儿洗头或做其他护理。

第四种抱法:哄婴儿睡觉,或婴儿情绪不安定时,宜横抱在怀里。这种抱姿让婴儿的头贴近妈妈左胸口,能够听见妈妈的心跳声,使婴儿产生亲切感,从而安定情绪。

第五种抱法:给婴儿喂奶后宜竖着抱,这样可拍出进入胃内的空气。

11. 宜正确使用包被

准备一床薄薄的包被是很必要的。新生儿出生后神经系统发育不完善,尤其神经髓鞘尚未形成,当受到外来声音、摇动等刺激后容易发生全身反应,好似受到"惊吓",而影响正常睡眠。①新生儿一个人睡觉,如像成人那样盖被子会感觉冷,因不保暖会使其睡眠不沉或经常哭闹。②新生儿身体柔软,不能抬头,不易将新生儿抱起来,尤其是在喂奶时,不包被很不方便。

使用包被的方法很多,在市场上购买的睡袋,较宽松柔软,睡袋的下方是开的,便于换尿布,而且保暖。白天可以给新生儿穿上内衣、薄棉袄或毛线衣,再盖上棉被就可以了。特别容易惊醒的新生儿,可以用包被将新生儿包裹起来,但不可太紧,这样可使新生儿的睡眠更好一些。

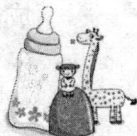

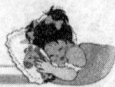

12. 宜为婴儿创造良好的居住环境

婴儿的卧室内要保持空气新鲜,有适宜的温度。冬季每天应开窗通风 2～3 次,每次 45 分钟以上;婴儿睡眠时避免室内空气快速对流(穿堂风),以防受凉。大人不要在卧室内吸烟,否则污染空气。为了保持空气湿润,夏季可在地上洒些水,冬季在暖气上放一盆干净的水,均可起到湿润空气的作用。有条件的家庭可以使用空气加湿器。

婴儿入睡前,室内灯光要调暗或关灯;白天婴儿午睡时应拉上窗帘。室内布置宜简单舒适,墙壁上不要贴得花花绿绿的,这样不利于婴儿睡眠。婴儿的被褥要干净,每周晒 1 次;床单、被罩每 2 周换洗 1 次。被子薄厚应根据气候有所变化。枕头的高度应相当于婴儿肩宽的 1/3,过高将会影响脊柱的发育。

13. 宜选择合适的婴儿床

婴儿床的四周应有围栏,一面或两面应有上下拉门,栏杆高度以 20～30 厘米为宜,以方便护理孩子;小床周围的栏杆间隔不可太宽,前几个月可用床单将栏杆包上,以防婴儿头、手、脚卡在栏杆中间发生意外。婴儿床所有的角应是圆钝的,避免锐角。婴儿床的高度和成年人床相同或略高些,这样护理婴儿比较方便和省力。

14. 忌给新生儿用枕头

人们习惯认为,睡觉就必须枕枕头,于是给刚刚出生的婴儿也枕一个小枕头。从生理学角度来看,新生儿是不需要枕头的,这是因为成人的脊柱是呈"S"形的,颈部向前凸,平卧时,如果没有枕头,头就

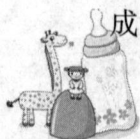

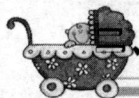

朝后仰,因此必须垫一个合适的枕头,使头、颈得到很好的休息。但是新生儿就不同了。新生儿的脊柱为直形,头部较大,平睡时后脑勺与脊背成一条直线;侧卧时,与肩部相平。如果硬给婴儿头下塞个枕头,婴儿的脖子就会受委屈。但为了防止新生儿吐奶,可把上半身略垫高1厘米。

一般来说,当婴儿长到3～4个月时,睡觉时可枕1厘米高的枕头,长到7～8个月开始会坐时,婴儿开始向后弯曲,肩也增宽,这时睡觉时可枕3厘米左右的枕头。枕头过高过低都不利于婴儿睡眠。枕芯最好用荞麦皮、谷秕子做成,不可过硬,如果能用绿豆衣、泡过水后晒干的茶叶和中药草决明装填枕芯,不仅软硬适宜,而且夏天可起到防暑降温的作用。夏天忌给婴儿使用木棉枕、泡泡胶制的枕芯,因其通风性能差、散热不好。

15. 忌给婴儿睡软床

婴儿有一半的时间是在床上度过的,床对他们来说无疑是很重要的。现在年轻父母疼爱孩子,加上家庭经济条件不错,大多给婴儿睡上了席梦思、弹簧床,而且父母还喜欢将婴儿的床铺得很软,觉得只有这样孩子睡觉才舒服、暖和。但年轻的父母可能不会想到,睡软床虽然舒服,但对孩子的生长发育十分不利。孩子在软床上睡觉,特别是仰卧睡时,增加了脊柱的生理弯曲度,使脊柱附近的韧带和关节负担过重,时间长了,容易引起腰部不适和疼痛。婴儿的骨骼骨质较软、可塑性大,长期睡软床,就会影响脊柱的生长,破坏脊柱正常的生理弯曲,引起驼背、脊柱侧弯、畸形或腰肌劳损。研究表明,婴儿长期睡在凹陷软床上,发生脊柱畸形的占60%以上,而睡在硬板床上,脊柱畸形只占5%左右,所以不应让婴儿睡软床。最适合婴儿睡眠的床是棕绷床。棕绷床柔软并富有一定的弹性,使婴儿在睡眠时肌肉得到充分放松,而且不会对身体发育产生不良影响,是婴儿

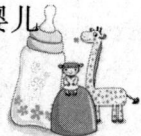

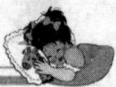

最理想的用床。

16. 忌母婴同睡一个被窝

有的母亲习惯与婴儿同睡一个被窝,尤其到了寒冷的冬天,母亲生怕婴儿冷,搂着孩子睡觉,这种现象在农村较为普遍,其实这种做法很不卫生,对孩子是有害的。

搂着孩子睡觉会使孩子吸氧不足。人脑组织的耗氧量最大,一个成年人脑组织的耗氧量占全身耗氧量的 1/5,而孩子愈小,脑耗氧量占全身耗氧量的比例也愈大,婴幼儿可高达 1/2。如果父母搂着孩子睡觉,父母的呼吸会使周围空气中的二氧化碳含量增高,睡眠中的孩子感到呼吸困难,脑供氧不足,因而引起睡不安稳、易做噩梦和半夜哭闹。婴儿长期在这种缺氧的环境中睡眠,会影响脑组织的新陈代谢,严重者还会影响孩子的正常发育。同时,人体的代谢产物有数百种,包括二氧化碳、一氧化碳、烃、丙酮、苯、醛等,在空气流通的情况下,这些污染物会迅速扩散,不会造成污染。房间里,特别是在被窝里,这些污染物的浓度已经到了不容忽视的程度,如果婴儿长期受到这些污染物的污染,对婴儿健康发育是极不利的。搂着孩子睡觉也容易发生被父母窒息和意外的情况发生,因这种意外而死亡的婴儿也不乏其例。搂着孩子睡觉,大人孩子都得不到舒适、自由的休息,一旦母亲患了流感或皮肤病,婴儿的免疫力低弱,就容易通过呼吸、皮肤接触传染给婴儿。

为了母婴的健康,提倡婴儿有房单独睡眠,让婴儿单独睡在可以灵活搬动的小床上。

17. 忌新生儿保暖过度

由于一对夫妇只生一个孩子,所以初做父母都没什么育儿经验。

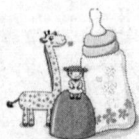

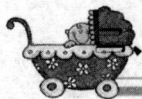

当他们把孩子接回家后,往往特别注意为娇嫩的新生儿保暖。这虽然是必要的,但经常是即便天气暖和、室温适宜,也要把孩子里三层外三层地包裹起来,而且门窗紧闭。这样的过度保暖被不少家长认为是必需的,但事实是否如此呢?

新生儿保暖过度,往往会出现体温升高、大汗淋漓等现象,甚至有时会危及到小生命。为什么过度保暖会危害到孩子的健康呢?这是因为新生儿特殊的生理特点所决定的。

新生儿的体温调节中枢发育尚不完善,皮下脂肪层较薄,对外界温度变化比较敏感。既可能因过冷造成体温过低,也可能因环境温度太高而引起体温升高。过度保暖使环境温度升高,新生儿会发生高热(体温可达 40℃),大量出汗使身体内液体大量丢失,会出现脱水、酸中毒、缺氧、脑水肿等一系列表现。家长可根据室温、孩子的状态等判断保暖是否恰当。原则上以新生儿面色正常、四肢温暖且全身无汗为宜;如果新生儿脸上有汗、体温超过 37.5℃(无疾病时)且有不安、烦躁等异常,表示保暖过度,应减少衣被或松开包裹;新生儿手脚发冷、体温在 36℃ 以下时表示保暖不足,应适当增加室温,加衣被或采取其他取暖措施。

18. 忌蒙被引起窒息综合征

婴儿被闷死在被子中的情况屡见不鲜,这与不适当的护理习惯密切相关。由于冬季寒冷,家长怕孩子冻坏,除了穿上新做的棉衣外,还用棉被盖得严严实实,身子底下铺上电热毯,再加热水袋保暖。殊不知,爱过分则为害。新生儿蒙被过暖的窒息综合征就在这种情况下发生了,其表现是大汗淋漓,全身皮肤发烫,体温达 40℃ 以上,面色苍白或青紫,神志不清,两眼发直,四肢僵硬,反应迟钝或昏迷。病情严重的患儿常因继发内脏出血或颅内出血而死亡。

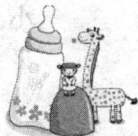

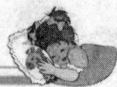

一旦发现孩子发生窒息综合征,应急送医院抢救治疗,给予吸氧、补液及纠正酸中毒,并根据症状不同采取对症疗法,尽力挽救患儿生命。预防办法是,莫让婴儿过暖,更不可蒙在被窝里睡觉。

19. 忌硬剥婴儿头皮上的厚痂

有些婴儿头顶部有一层很厚的褐色硬痂,这是由于出生时头皮上过厚的胎脂未洗净,加上出生后头皮每天分泌的皮脂,以及灰尘等混在一起,又不及时清洗堆积而成。这些厚痂不利于婴儿头发的生长,而且很不卫生,也不美观。处理这层厚痂时不要硬剥,以免损伤皮肤,引起细菌感染。只能用花生油或香油、甘油等浸泡,使干痂松软后,再用肥皂、温水洗净,一次洗不干净,可反复多次,直到洗净为止。

20. 忌挑割新生儿"螳螂嘴"

在新生儿口腔的两侧颊部,有因脂肪形成的厚脂肪垫(颊脂垫),民间俗称"螳螂嘴"。这种脂肪垫不但对新生儿的身体无害,而且有利于新生儿吸奶,随着孩子的生长发育,螳螂嘴会逐渐消失。有些人受旧的风俗影响,又不了解情况,竟然主张把它割去,结果不少新生儿因为割螳螂嘴而发生出血、感染,甚至引起败血症,后果非常严重。故新生儿有螳螂嘴决不可挑割。如果婴儿不肯吃奶时,可请医生查明原因,再做处理。

21. 忌给婴儿挑马牙

婴儿出生后,口腔上腭中线两旁或牙龈边缘可见散在的黄白色小点,俗称"马牙"。马牙不是病态,它是牙齿发育过程中牙板上皮残

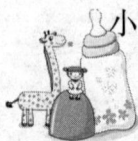

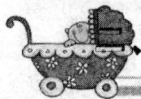

留下来的角化上皮珠。长了马牙一般没有什么症状。随着婴儿的不断吮奶动作,马牙便会逐渐吸收或脱落,无须处理。有的婴儿长了马牙后不爱吃奶,但爱咬乳头,甚至哭闹得很厉害,这就需要去医院请医生处理。有些父母用没有消过毒的针去挑破或用布去擦马牙,这种做法是错误的。因为正常的婴儿口腔内平时就有细菌存在,一旦马牙被挑破或擦破,细菌便会乘机侵入,造成感染。如果进一步发展,还会导致婴儿面部红肿、牙龈化脓、高热等,这就是临床上常见到的新生儿急性颌骨骨髓炎。有个别的新生儿还可能因为感染而导致败血症。

22. 新生儿嘴唇起白皮忌去揭或用力擦

新生儿出生 2~5 天之后,嘴唇上往往起白色薄皮,有的父母常常用手去揭或用力擦,这种做法是不对的,往往会导致出血或感染。新生儿嘴唇出现白色薄皮时,可用熟花生油涂在嘴唇上,每次吃完奶后涂搽 1 次,待其自行脱落。还可用消毒纱布在温开水内浸湿后覆盖在嘴唇上,待 1 小时后揭开纱布,用消毒的小毛巾轻轻擦拭。千万不要撕扯,以免出血或感染,给新生儿带来不必要的痛苦。

23. 忌挤压新生儿肿胀的乳房

民间有一种说法,新生儿要挤压乳房,尤其是女婴更要挤压乳房,挤出了奶水将来生孩子喂奶时才有奶吃。这是没有科学根据的,也是非常有害的。

新生婴儿不论男女,在出生后的 3~5 天内都可出现乳房胀大,并可有黄色乳汁流出,这是一种正常的生理状况。是由于胎儿通过胎盘接受两种内分泌激素的影响突然中断造成的。一种是母亲卵巢分

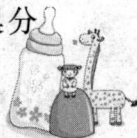

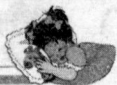

泌的孕酮,与乳房的胀大有关;另一种为垂体催乳素,与分泌乳汁有关。在一般情况下,分泌的乳量数滴至20毫升不等,乳房增大在出生后8～10天最明显。一般2～3周后自行消失。但个别的婴儿消失时间要长一些,可达3个月之久。家长千万不要挤压新生儿的乳房,因为挤压后能引起皮肤破损,皮肤上的细菌便可乘机侵入乳腺,引起乳腺发炎化脓,严重时可导致败血症,其结果非常严重。即使不发生细菌感染,用力挤压也有可能损害乳房的生理结构和功能,这会贻误孩子的一生。

24. 忌忽视新生儿脐带的护理

脐带剪断结扎后,一般3～7天干燥脱落,外部伤口愈合,形成向内凹陷的脐窝。因为脐带残端血管与新生儿的血管相连,如果护理不好,脐部会被细菌感染,发生脐炎,出现脓性分泌物,严重时细菌可进入婴儿血循环引起败血症,甚至危及生命。在新生儿败血症中,40％～50％是由感染所致。所以,要精心护理好新生儿的脐带,避免感染。正确的做法应该是:

(1)在脐带未脱落前要保持脐部干燥,勤换尿布,将尿布上段反折垫厚,防止尿液甚至粪便浸渍污染脐部。

(2)脐带未脱落前,不要给新生儿洗盆浴;擦洗下身时,不要浸湿脐带包布。如果脐带包布湿了,应马上更换,并仔细检查脐部。若发现分泌物,可用消毒棉签蘸75％的酒精擦拭,不可直接用手或脏布擦拭。

(3)脐带脱落后若局部不干净可撒上消炎粉。即使脐带脱落后创面很好,也应用75％酒精擦洗创面,以保持清洁。

(4)脐部轻度感染,即脐轮红肿,脐部有少量渗液时,先用75％酒精消毒,然后涂上抗生素软膏。如脐部有少量脓性分泌物,除上述处

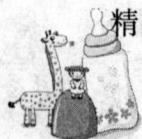

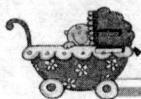

理外,再用棉球蘸3‰的双氧水洗脐孔,并用呋喃西林液湿敷,每日换药1次。切不可用紫药水涂抹。

(5)如果脐部感染严重或新生儿有发热、厌食、反应差、面色青灰等表现,应送医院治疗。

25. 忌忽视新生儿腹部保暖

新生儿腹部受到寒冷的刺激,肠蠕动就会加快,内脏肌肉呈阵发性强烈收缩,因而发生阵发性腹痛。新生儿则表现为阵发性哭啼,拒食,腹泻稀便,常带有奶瓣。由于寒冷的刺激,男孩易发生提睾肌痉挛,使睾丸缩到腹股沟或腹腔内,这时婴儿腹部疼痛加剧,表现为烦躁、啼哭不止。因此,不要忽视对新生儿平时腹部的保暖,即使夏天气候炎热,也应防止新生儿腹部受凉,不要光着身子睡觉和玩耍,宜着单层三角巾护腹,在农村穿兜肚就是很好的护腹办法,冬天宜着棉围裙护腹。

26. 忌忽视新生儿身上的怪味

婴儿身上的任何细微的变化都难以从母亲的眼睛中逃过。但是,有一种奇怪的现象却往往被母亲忽视,这就是有些婴儿身上散发出奇怪的气味,如烂白菜味、脚汗味、猫尿味等。有些母亲对这些怪味来源认识不清而忽视从婴儿身上散发出来的这些怪味,实际上是婴儿患有某些先天性代谢疾病的信号。

先天性代谢疾病与遗传有关,基因发生突变,导致某些酶或结构蛋白的缺陷,使体内氨基酸或有机酸代谢障碍,产生异常代谢产物,堆积在婴儿身体内,并通过汗、尿排出,散发出各种怪味。例如,枫糖尿症可散发出枫糖味、烧焦糖味、咖啡味;苯酮尿症可散发出鼠尿味;

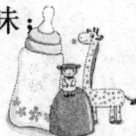

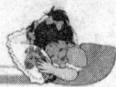

蛋氨酸吸收不良症可散发出啤酒花烘炉气味;高蛋氨酸症可散发出煮白菜味或腐败黄油味;焦谷氨酸血症可散出汗脚味。这些代谢病最后都导致婴儿发育障碍及痴呆。

代谢病的发病率虽然不高,但危害严重,一旦延误诊治,便难以挽回。所以,父母不要忽视新生儿身上的怪味,一经发现,应求医检查,对症治疗。

27. 忌剃新生儿胎毛

一些地方有满月时给孩子剃头、刮眉毛的风俗,以为这样孩子的头发、眉毛就会漆黑浓密,这种说法是不科学的。新生儿的毛发长得好不好,主要是受妈妈孕期营养及遗传的影响,如果希望孩子的头发长得更好,可以在稍大时适当补充一些营养毛发的食品,如核桃、黑芝麻等,以改善毛发质量。

新生儿的头皮非常娇嫩,而且抵抗力差,剃头时难免刮破造成感染,而且新生儿头上有一层起保护作用的"胎皮",剃头时会把这层胎皮也剃掉,很容易使细菌有机可乘。新生儿的眉毛起着保护眼睛、防止尘埃进入眼睛的作用。刮掉眉毛就会使眼睛少受一层保护,直接遭到尘埃的威胁。如果刮时不留神把眉毛下的皮肉刮去一块,结痂后眉毛就不会再生,更会影响孩子的美观。因此,可以适当剪去一部分过长的头发,没必要用"剃"和"刮"的方式,避免人为地对孩子造成伤害。

28. 忌经常给婴儿用痱子粉

有的婴儿出汗多,家长经常给婴儿擦一些痱子粉,希望让婴儿清爽一些,那么经常擦痱子粉好不好呢?事实上,婴儿要避免过量使用

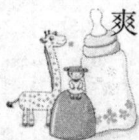

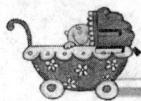

痱子粉,因为痱子粉有如下缺点。

(1)有些婴儿对痱子粉敏感,尤其是使用时会弄得空气中都弥漫着粉末,令大人呼吸都受不了,更何况是婴儿呢?严重者甚至会引发呼吸困难。

(2)婴幼儿嗅觉的感受与大人不一样,不见得喜欢接受痱子粉的香味。

(3)痱子粉和汗水混合后会结成块状颗粒,在婴儿幼嫩的皮肤上不断摩擦,反而容易损伤皮肤。

(4)婴幼儿的皮肤细嫩且穿透性强,皮肤上的物质容易被吸收进入体内,故使用直接涂抹的外用物品要特别注意其品质及含量。

家长宜选用高温消毒、粉质细腻、品质温和而又安全有效的婴儿专用爽身粉,如果婴儿长了痱子,应在长痱子的部位涂上痱子粉,帮助婴儿去痱止痒。

29. 忌忽视女婴外阴卫生

女婴的阴道属于外生殖器。其上端与子宫、输卵管相连直通腹腔,下端则与外界直接相通;阴道的开口处前方是尿道口,后方是肛门。阴道外面两侧的小阴唇经常合拢关闭,阴道前后壁又紧贴在一起,形成了自然的防御屏障,在解剖和生理上都有独特的防御结构及功能。阴道本身有一种自净能力,这是因为阴道上皮细胞内含有丰富的糖原,这种糖原由寄生在阴道内的阴道杆菌的分解而生成乳酸,乳酸使阴道内成酸性环境,可防止许多致病菌的繁殖。但是阴道总是藏在内裤或者尿布创造的黑暗中,容易受大小便残留的液体、残渣污染,所以女婴阴部光靠自净显然是不够的。

(1)干净、清爽、透气的环境是阴部最理想的环境。女婴儿还没有离开尿布,无论是使用尿布还是纸尿裤,都应当选择透气性好的,

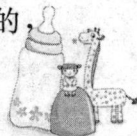

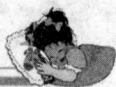

安全卫生的。

（2）内裤的选择，应该是吸水力强的、透气的、棉质的、宽松舒适的。应尽早给女婴穿收裆裤，保持外阴部清洁。

（3）妈妈在给婴儿清洁前，应先将自己的手清洗干净，剪短指甲。

（4）使用专用的定期清洁消毒的毛巾和小盆；每次用后用温开水清洗干净。

（5）婴儿大小便后，一定要及时清洗外阴，清洗时以把孩子抱成把尿的姿势，轻轻分开大阴唇，轻轻向后冲洗、擦干，保持干净清爽，并更换尿布。

（6）阴道的开口处直接与内部器官相通，千万不要用水冲洗阴道，不要让阴道皮肤受伤。

（7）尿液的残留成分会刺激婴儿皮肤，容易患尿布皮炎，可擦柔和的婴儿护臀霜。

30. 忌忽视对男婴生殖器的保护

男婴的生殖器官也有大小差异，生殖器小不一定是病态，更不能随便给予雄激素治疗。因为男婴体内雄激素水平很低，到青春期才会增高，无故给予雄激素刺激，无疑是"拔苗助长"，会造成男婴的畸形发育。

男婴睾丸内产生精子和雄激素的组织结构尚未发育完全，抗病能力也较弱，一旦遭受损伤，会影响成年后的生育能力。所以，父母不要抱孩子到有物理辐射、放射线及有害化学物质等污染的地区去，并应预防各种微生物感染。

男婴阴茎包皮长而且外口较狭小，包皮内层的分泌物和尿液容易存在包皮内，使细菌在此处繁殖，发生感染。父母应经常为孩子清洗，将男婴包皮上翻，用清水冲洗龟头，以保持外阴卫生。排尿后若

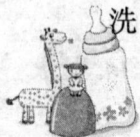

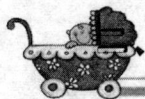

龟头有湿,应擦干或洗净,并用专用的洗具,如盆、毛巾等。

31. 宜给婴儿挑选合适的内衣

(1)面料:婴儿皮肤非常的娇嫩,体温调节的功能并不完善,由于婴儿爱动,经常出汗,皮脂腺分泌也比较多,衣物面料直接接触婴儿皮肤,如果衣物面料选择不好,有害物质容易通过娇嫩的皮肤侵袭婴儿,增加婴儿感染的机会。所以面料宜选择天然的纯棉织品,因其吸湿、透气、保暖和卫生性能都比较好,并且不会刺激婴儿皮肤发生过敏或引起瘙痒。

(2)做工:婴儿皮肤表面的角质层很薄,即使轻微的刺激也容易使皮肤变红,甚至损伤。因此,妈妈在选购衣服时,应先用手背抚摸一下衣服是否柔软,翻看衣服里边的缝边是否粗糙或发硬,尤其要注意腋下和领口处;如果能给新生的婴儿买到缝边朝外的内衣则对他们非常合适。

(3)保暖:婴儿体表面积相对较大,皮肤表层易于散热的血管多,而防止体内热能散发的脂肪层较薄,因而容易体温低。所以,不能忽视内衣的保暖性,尤其是在寒冷季节出生的婴儿,需要穿上双层有伸缩性的全棉织品,外面再套上薄绒衣等。

(4)方便:婴儿头较大而脖子较短,新生的婴儿更是脖子软绵绵的很不方便衣服的穿脱。因此内衣款式不仅宜简洁,而且要方便穿脱。传统式前开襟、无领、腰边系带子的和尚服就很适合婴儿,而且它还能在胸腹处重叠,这种设计可避免婴儿腹部受凉而引起腹泻。

(5)花色:内衣色泽宜浅淡,无花纹或仅有稀疏小花图案,以便及早发现异常情况,而且还可避免有色染料对婴儿皮肤的刺激。如果内衣颜色非常白,其中可能含有荧光增白剂等化学物质,最好不要选购。100％纯棉内衣的颜色白中透着淡黄,色泽看起来自然而柔和。

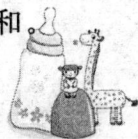

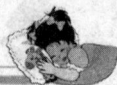

为了确保安全和卫生,内衣穿着前均应先下水清洗1次。

(6)大小:给婴儿买内衣不可像外装那样总是大一尺码,应选择适合婴儿月龄或身长大小的型号,这样会使婴儿穿得舒适。

32. 给新生儿更换尿布忌忽视方法

新生儿的皮肤细嫩,最易损伤,因此新生儿的尿布应当选用柔软、清洁、吸水性强的白色或浅色棉布。

给新生儿更换尿布时的方法是:将婴儿放在毛巾上,取掉脏尿布,用温水轻轻地由前向后清洗外阴处,然后用毛巾轻轻拍干,应特别留意清洗皮肤皱褶部位。然后,将方形尿布叠成3～4层(宽12～15厘米),一端平展地放置在婴儿的臀部至腰下,另一端由两腿之间向上拉至下腹部。男婴应将阴茎向下压,防止小便渗入脐部。再将方形的尿布叠成三角形,放在长条形尿布下,三角形的两端覆盖在长方形尿布上,尖端由两腿之间拉上固定。换尿布时动作要轻快,防止着凉。包扎尿布不要过紧或过松,过紧婴儿活动受限,妨碍发育,过松粪便容易外溢,污染皮肤。尿布不要垫得太厚,否则会使两侧大腿外旋,长大后走路有可能呈"鸭步"状态;尿布也忌过宽或太长,以免擦伤皮肤和长时间夹在两腿之间引起下肢变形。

33. 宜合理使用婴儿一次性尿裤

一次性尿裤是一种新型的婴儿生活用品,使用比较方便。尿裤采用多层结构,内衬纯白绒毛木质浆及高分子吸水材料,因而吸水性较强。当尿裤吸满尿液时,贴着皮肤的一面并不使婴儿感到潮湿。所以,一次性尿裤越来越受到父母的青睐,特别是当父母抱着婴儿外出或晚上睡觉时,使用一次性尿裤最为合适。

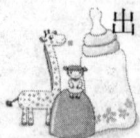

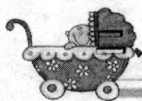

（1）要根据月龄选择大、中、小不同型号的尿布。尿布宽度应接近婴儿两腿间距离,两侧边缘松紧度适宜,避免过紧损伤婴儿娇嫩的皮肤,过松使尿液外溢。

（2）要根据季节选用不同类型尿布,夏天使用超薄型尿布,虽吸水量有限,但舒适,安全性高。

34. 宜给新生儿洗澡

洗澡不但使婴儿皮肤清洁卫生,光滑滋润,能预防脓疱疮和感冒,夏天还有降暑作用。新生儿从出生第二天起即可开始洗澡,但需注意下列要领。

（1）时间:选择喂奶前,可以避免因挪动婴儿体位而引起溢乳。

（2）室温:以 22℃～26℃为宜。夏季避免直接吹风,冬季警惕煤气中毒。

（3）水温:37℃左右(用肘部试测水温,以不冷不热即可)。

（4）次数:每日 1 次,夏天可增加 1～2 次。

（5）物品:脸盆 2 个,毛巾 2 块,婴儿肥皂或香皂 1 块(不用带有刺激性肥皂),干净衣服 1 套,干的浴巾 1 块,抗生素眼药水 1 瓶,5％鞣酸软膏 1 盒。

（6）步骤:抱起婴儿,仰卧,托住婴儿头,将双耳轮压向前,堵住外耳道,防止水流入耳中引起感染,或水流入口、鼻而引起呛水,眼部用消毒药棉蘸水后轻抹;分段洗浴头、颈、胸、臀等,特别是腋窝、双腿两侧等皱褶处,洗净,洗后立即用干浴巾包裹,擦干水分。脐带未脱落前不要将婴儿浸泡于脸盆中,以免弄湿脐带。双眼滴抗生素眼药水(出生后 3～7 天内),臀部抹 5％鞣酸软膏(预防臀红)。全部动作应在5～6 分钟内完成。

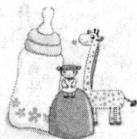

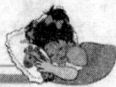

35. 宜给孩子唱摇篮曲

哄孩子睡觉最好的办法是唱摇篮曲,它最适用于0～2岁的孩子。摇篮曲不同于其他歌曲,它是具有催眠特性的乐曲,摇篮曲大多是6/8或3/4拍的节奏,大部分孩子对音乐的反应力都很强,他们对摇篮曲这种慢节奏的乐曲很容易接受。

(1)应通俗易懂,曲调优美,如"风儿吹,树不摇,鸟儿也不叫,小孩子要睡觉,眼睛闭闭好"。歌词简单,孩子易于接受。

(2)哼唱优美,音唱准确。哼唱摇篮曲一定要优美、动听,并注意音准。如果音不准,会给人一种不舒服的感觉,影响孩子安静入睡。

(3)所唱曲子要固定。固定的曲子唱的时间长了,歌词会在孩子脑中形成一种信号,只要一听到这首曲子就自然而然地入睡了。而且,摇篮曲优美的曲调对孩子也是一种熏陶,如《睡吧! 布娃娃》是孩子比较喜欢、熟悉的摇篮曲。

36. 宜常给婴儿剪指甲

婴幼儿不宜留长指甲:一是指甲长了容易抓伤自己身上的皮肤,尤其脸面、眼睛、耳朵,最容易被他们自己抓伤。二是指甲缝里容易藏污纳垢,婴幼儿又有吸吮手指和用手直接拿东西吃的习惯,手指甲缝里的脏东西吸进嘴里后,往往引起消化道疾病和寄生虫病,影响婴儿的身体健康。三是长指甲容易劈裂,引起手指尖出血,长指甲还容易在穿衣服时钩住毛衣或线衣的线而扳伤手指。所以给婴幼儿勤剪指甲非常必要。婴幼儿的新陈代谢旺盛,指甲长得很快,应及时给他们进行修剪。由于婴幼儿的指甲特别薄,皮肤也非常娇嫩,加上婴幼儿爱动,年轻的父母为婴儿剪指甲宜注意以下事项。

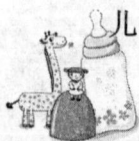

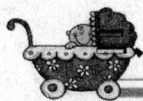

（1）要选择刀刃快、刀面薄、质量好的婴儿指甲剪给婴幼儿剪指甲，不要用一般剪刀，以免剪伤婴幼儿的手指尖。

（2）根据婴幼儿指甲生长的快慢，一般一周剪一次即可，若发现指甲有劈裂，就要随时修剪。脚上的指甲较硬较厚，洗澡或洗脚后自然变软，那时就好剪了。

（3）婴幼儿只要是醒着，就爱手脚乱动，如在婴幼儿熟睡后修剪，就安全多了。大一点的孩子，可以一面给他们讲故事，一面给他们剪指甲。

（4）给婴幼儿剪指甲动作要轻快，一次不要剪得太多太狠，以免产生疼痛。要剪得圆滑些，防止剪成带棱角的。剪完后家长要用自己的手抚摸一下，看看指甲断面是否光滑，如果不光滑，可用指甲剪上的小锉锉光滑。

（5）如果不慎误伤了婴儿手指，应尽快用消毒纱布或棉球压迫伤口直到流血停止为止，再涂一些抗生素软膏。

37. 宜定期消毒婴儿玩具

新买的玩具应消毒后再给孩子玩，因其在生产、包装、运输及销售等环节中，都有可能被病毒或细菌污染。此外，玩具应每周消毒 1 次。要让孩子养成洗完手再玩玩具的习惯。

儿童玩具的消毒，一般可以用 75％酒精、0.2％过氧乙酸液。过氧乙酸具有广谱杀菌作用，能有效杀死细菌繁殖体、结核杆菌、真菌、病毒和其他微生物，可浸泡、擦拭、喷雾、熏蒸等，而且不残留毒性。取过氧乙酸原液 2 毫升，加入 1 000 毫升水调匀即可。玩具用消毒剂处理后，一定要用清水将消毒液彻底除去，因为残留的消毒剂可能会对儿童造成危害。对于电动玩具，应先卸下电池，擦拭时要格外注意，尽量不要把电池盒及路线浸湿，以免发生短路。此外，玩具要经

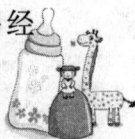

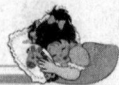

常在日光下暴晒,因为日光中的紫外线也有很好的消毒作用。对于孩子比较喜爱的长毛绒玩具,最好的消毒方法就是清洗。用普通肥皂或洗衣粉清洗即可,漂净后在阳光下晒干。这样既能洗去玩具表面可能沾染的病毒,又能去除真菌和尘螨,可降低孩子发生过敏的几率。如果玩具是用塑料或金属制成的,可用稀释后的消毒液擦拭,再用清水擦拭两遍,在阳光下晒干即可。如果玩具的内部结构比较复杂,不能接触液体,那就只能放在阳光下暴晒。肠病毒对紫外线的抵御能力很差,在阳光下只要晒 5 分钟就会被杀灭。所以,家长要经常让孩子的玩具"晒太阳"。孩子最钟爱的玩具常常走到哪里都要带着,这种玩具应该每天消毒 1 次,以保证孩子的健康。

38. 宜使婴儿安稳睡眠

婴儿在出生的头 3 个月,因食量少、餐数多、睡眠周期短等,婴儿可具有睡眠时间短、频繁小睡的特点,很少连续睡眠超过 4 个小时,白天、夜间没有太大区别。3～6 个月开始,婴儿睡眠进入稳定期,夜间可以连续睡眠 5 小时以上,中间醒来 1～2 次。但也有的婴儿晚上哭闹不止,闹得年轻父母疲惫不堪。

(1)婴儿晚上睡不安的原因

①往往与患病、缺钙、饥饿、被子盖得太多、尿布湿了或尿裤太紧有关。

②幼儿睡眠不好也可与睡前过度兴奋或紧张、日常生活的变化,如出门、睡不定时、搬新屋、有新的保姆和陌生人来有关。

③或由于老的保姆走了引起婴儿晚上睡眠不安,白天睡得太多也可影响晚上的睡眠。

④婴儿从 5 个月开始长牙,到 2 岁半长全,婴儿会有因为长牙带来的不适而哭闹。

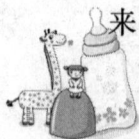

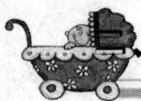

（2）注意观察

①婴儿的脸颊、下巴，如果有明显的口水红疹、牙龈肿大、触痛及轻微发热等。可采用局部冷敷的方法缓解婴儿的不适。待婴儿牙齿长出后，睡眠会自然好转。

②有的婴儿，尤其是男婴，因憋了尿，膀胱饱满的刺激使婴儿感到不适，于是婴儿就会表现为睡觉不踏实、来回翻身，伴哭闹。排尿后，婴儿就会继续安静地睡觉。

③有经验的妈妈会发现，婴儿常会出现吃奶时的鼻塞，尤其是刚出生不久的宝贝，或是不幸感冒了的婴儿。婴儿鼻腔中有很大的鼻痂，会使鼻腔阻塞，迫使婴儿用嘴呼吸。这样，干燥的空气刺激咽部，造成咳嗽等不适，就会引起婴儿突然大哭。要学会用清水滴注或用器具清理鼻腔，软化鼻痂，清除鼻腔中的阻塞物后，婴儿才能顺利地吸吮，继续安然入眠。

④室内温度最好不要超过24℃，太热或太冷，或穿的、盖的过多，使婴儿在睡眠中烦躁或把被子蹬掉，继而感觉寒冷，也会导致婴儿出现哭闹。

此外，婴儿的内在因素对睡眠也有影响，如大脑神经发育尚未成熟，孩子生理上尚未建立固定的作息时间表。婴儿生物钟日夜规律的调整，要依赖婴儿生理成熟度的配合。

39. 宜减少新生儿与外人接触

新生儿从产院回家后，皆大欢喜，亲朋好友纷纷前来探望祝贺。殊不知来来往往的人群对产妇的休息和刚出生的婴儿来说都是不利的。

新生儿身体各部分都很娇嫩，对外界环境的适应能力差，抵抗力也弱。特别是呼吸道的发育还不成熟，气管短而狭长，容易感染。由于在探望的人中难免带有各种病菌，这些病菌在成人身上不致病，而对新生儿却是祸害。新生儿得病后往往病情较重，有时甚至危及生

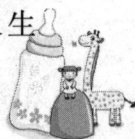

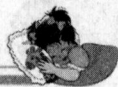

命,所以应当尽量减少新生儿与外人接触。

另一方面,产妇需要有一个安静舒适的环境,如探望的人很多,势必影响产妇的睡眠和休息。而产妇得不到足够的休息,乳汁分泌也会减少。何况有客人在场,母亲喂奶也不方便。所以,对亲友的来访要婉言谢绝,或者缩短会客时间,室内要经常开窗,禁止吸烟,保持空气新鲜,有利于母子健康。

40. 宜防止新生儿发生意外

(1)卧床喂奶母亲睡着了,乳房压住了含着乳头的新生儿的鼻子,闷住了呼吸,最后缺氧死亡。故卧床喂奶,母亲不应入睡。

(2)喂奶后新生儿吐奶,呕吐物吸入气管,可引起呛咳及新生儿吸入性肺炎,重者可窒息死亡。所以,新生儿应侧睡,并应在喂奶后抱起轻轻拍背,使其吐出吸入的空气,可减少呕吐。

(3)保暖使用的热水袋的盖子没有拧紧,热水流出烫伤皮肤;或由于热水袋太烫,放置时离皮肤太近而烫伤。所以,暖水器具中的水温应小于60℃,暖水器外要包布。

(4)新生儿跌伤。由于未抱牢、包被松开未抓牢、洗澡时用肥皂的手很滑未抱牢等原因均可引起婴儿跌伤,应引起重视。

(5)灯照灼伤。为了使红臀较快恢复,有时采用大灯泡或红外线灯照射臀部。若灯光太热,照射距离过近,照射停留时间过长,均易引起局部充血、起泡,严重者可脱皮,坏死。故照射时大人要守候在旁,照光不要太近,并要经常移动光源。在照射中常用手测试温度,以免过热。

41. 宜警惕婴儿特乖

有的婴儿生来活泼,手脚不停地活动,甚至还经常哭闹;有的婴

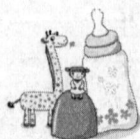

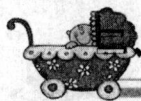

儿却表现得非常安静,既不哭也不吵,一逗还会发笑,这是婴儿个性气质的两种正常表现。不过有少数婴儿特别安静,整天一声不响,对周围环境无动于衷。与同月龄的婴儿相比,他们动作发育(如抬头、坐、爬、站、走),语言发育(如发声、牙牙学语等),以及认知发育(如对亲人依恋、害怕陌生人等)都延迟。如果父母发现婴儿有上述情况,应及时去医院检查。

先天性甲状腺功能低下患儿出生后很少啼哭,经常处于反应低下状态,甚至饥饿、排尿前后都不哭闹。患儿的生长发育比正常婴儿要迟缓,尤其是身长比正常婴儿增长速度慢,动作发育如抬头、坐、站均比正常婴儿慢,认人、说话等也较滞后。如果能在生后1个月内确诊,经过正规治疗,不会影响以后体格及智能的发育。

21-三体综合征患儿平时不哭不闹,饥饿、大小便也不吵,以后出现各种能力的发育迟缓,智能低下。患儿在出生时可见特殊面容:眼距宽、眼裂小、两眼外侧上斜、舌头常伸出口外、鼻梁塌、耳朵小、头围也较正常婴儿小。

所以,婴儿特别乖不一定是好事。一旦父母发现婴儿特别乖、特别安静,应去医院进行发育测试,以便明确诊断、早期治疗。

42. 宜让孩子远离灯光的刺激

有些年轻的父母,为了照顾孩子方便,夜间习惯开着灯让孩子睡觉。这种做法是不利于孩子健康的。

一般认为,除太阳光外的任何人工光源,都会产生一种微妙的光压力。这种光压力的长期存在,会使婴儿表现得躁动不安,情绪不宁,以致难以入睡。让孩子久在灯光下睡眠,还会使其昼明夜暗的自然规律受到干扰,进而影响大脑的网状激活系统,致使他们的睡眠时间缩短、睡眠深度变浅而易惊醒。长此以往,还可妨碍中枢神经系统

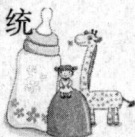

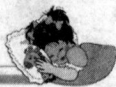

的保护性抑制,从而导致婴儿智力和语言功能的发育障碍。除此以外,孩子长时间地在灯光下睡觉,光线对眼睛的刺激会持续不断,眼睛和睫状肌不能得到充分的休息,极易造成婴儿视网膜的损害,影响其视力的正常发育。因此,孩子在晚间睡觉的时候,家长务必将室内的灯关掉。

43. 忌用闪光灯给新生儿拍照

婴儿出世后,父母都想给孩子拍些照片作为珍贵的纪念,由于室内光线较弱,影响拍摄效果,就想到借助电子闪光灯来提高照明度,殊不知这种做法对婴儿是有害的。

婴儿在出生前经过了 9 个月漫长的子宫中"暗室"生活,因此对光的刺激非常敏感。出生以后,婴儿多以睡眠的方式来逐渐适应外界的突然变化,婴儿白天睡眠时间比夜间多,这是对外界环境尚不适应的表现。新生儿的眼睛受到较强光线照射时,还不善于调节,同时由于视网膜发育尚不完善,遇到强光可使视网膜神经细胞发生化学变化,瞬目及瞳孔对光反射均不灵敏;泪腺尚未发育,角膜干燥,缺乏一系列阻挡强光和保护视网膜的功能。所以,新生儿遇到电子闪光灯等强光直射时,可能引起眼底视网膜和角膜的灼伤,甚至有导致失明的危险。因此,为新生儿拍照时最好利用自然光源,或采用侧光、逆光,切莫用电子闪光灯及其他强光直接照射孩子的面部。

44. 忌新生儿衣物放樟脑丸

樟脑丸是用来防蛀虫的,其主要成分是萘酚,具有强烈的挥发性。当孩子穿上放置过樟脑丸的衣服后,萘酚通过皮肤进入血液。如果孩子血液中红细胞内葡萄糖-6-磷酸脱氢酶缺乏或活性降低,使

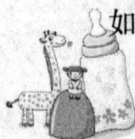

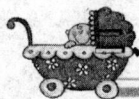

其完整性受影响,红细胞被破坏而导致急性溶血。表现为进行性贫血,严重的黄疸,尿呈浓茶样,严重者可发展为心力衰竭,有生命危险。因此,新生儿的新衣服要清洗干净,放在干燥的衣柜中,经常在阳光下晾晒,存放时不要放樟脑丸。

45. 忌用洗衣粉洗涤婴儿尿布

洗衣粉属人工合成的化学洗涤剂,其主要成分是烷基苯磺酸钠(简称 ABS)。在日常生活中,有些父母用它来洗涤婴儿尿布,这是不科学的,对婴儿身体有害。

洗衣粉中所含的烷基苯磺酸钠是一种有毒的化合物,可刺激婴儿细嫩的皮肤,造成伤害。调查发现,使用洗衣粉洗涤尿布时,由于漂洗不彻底,每块尿布上烷基苯磺酸钠的残留量平均达 15 毫克。婴儿皮肤细嫩,接触尿布上烷基苯磺酸钠残留物后,不仅可引起过敏反应,而且还会出现胆囊扩大和白细胞计数升高等症状。烷基苯磺酸钠对肝脏等器官发育不全的婴儿危害尤为严重。所以,家长在给婴儿洗涤尿布时不要用洗衣粉,应用温和的肥皂水浸洗,充分漂洗干净,并用开水烫,再放在阳光下晾晒。

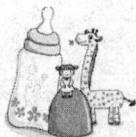

三、婴儿体育锻炼宜与忌

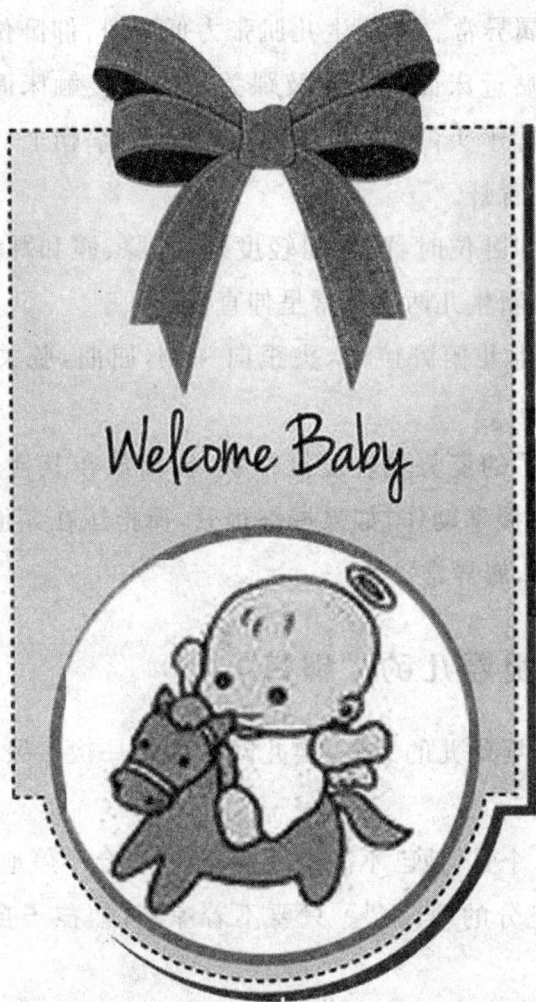

Welcome Baby

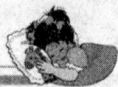

1. 宜知新生儿姿势是否正常

检查新生儿姿势及运动时要脱掉衣服,打开尿布,观察婴儿安静及运动时的姿势,开始时不必立即触摸婴儿身体。注意左右是否对称。

(1)正常足月儿安静时多为侧卧位,上下肢屈曲。将其放置呈仰卧位时颈部能贴近床面无空隙,如颈部伸肌张力增高时,颈部与床面之间有一三角形空隙。早产儿枕部相对较大,颈部与床面之间有一三角形空隙,不属异常。当新生儿肌张力低下时,仰卧位双下肢屈曲外展,大腿外侧贴近床面,髋、膝及踝关节均可接触床面。上肢肘关节屈曲,两手放置于头两侧,手背贴近床面,手掌朝上。整个姿势像一只腹部朝天的青蛙。

(2)新生儿仰卧位时,两大腿轻度外展,膝、髋和踝关节屈曲,如果是臀位分娩的新生儿两下肢常呈伸直位。

(3)正常新生儿俯卧位时,头歪向一侧,屈曲,膝关节屈曲在腹下,骨盆高抬。

(4)睡眠时手的姿势呈轻度握拳状,拇指放在其他手指之外,可有自发的张开及握拳动作,如果握拳很紧,拇指压在其他四指之内而且不能自发张开,属异常。

2. 宜重视婴儿的"锻炼"

喜爱运动是婴幼儿的天性,婴儿降生的第一次啼哭,就是他来到世间运动的开始。

婴儿到了3个月,他已不满意襁褓环境了,会不停地手舞足蹈,这时父母应给他充分的"自由"。只要不着凉,就让孩子自己玩。婴儿

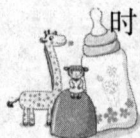

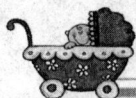

到了五六个月的时候,看见东西就抓,抓也是运动,而抓住了,就要往嘴里放,这是无意识的本能,因此孩子周围不要有危险物品。再稍大一点的婴儿,见东西就要推推、拉拉,不停地运动。这些动作都是肌肉群和内脏器官发育的需要;到了会走的时候,婴儿的"运动项目"复杂起来:忽立忽坐,只要没睡着,就没有个安静的时候。这时做父母的除了给幼儿创造一个安全的环境外,还可以有意识地帮助他们做些简单的体操,如握住他的前臂分别做上举、下放、侧手举、肩绕环等发展肩胛肌和胸部肌肉的运动。也可以双手握住孩子的两脚做举腿、屈腿及伸腿的运动,以增强下肢和腹部的肌肉。家长要有意识地教孩子举起小手抓挠,让他摆弄各种类型的玩具,用手触摸形形色色的物体;让孩子扶着床栏杆练习走路,让孩子手拉竹竿,做平举、上举、下蹲和跳跃等运动。

小孩愈运动,肌肉愈能够发达,各器官愈能协调,身体愈健壮。因此,要针对婴儿的不同发育阶段,进行适当的锻炼。

3.婴儿宜做的大运动

(1)抬头:刚出生的新生儿颈肌完全无力,在从仰卧位扶至坐位时颈肌仅有短暂的张力增高。其后颈部肌张力增强,故婴儿首先能在俯卧时仰头。检查从仰卧位扶起时的颈肌张力,2个月的婴儿开始抬头。

(2)坐:婴儿6个月能独坐一会儿,7个月会翻身,独坐很久。

(3)爬:新生儿俯卧位时已有反射性匍匐动作。俯卧位的婴儿,1个月时在前庭扶正反射及上肢支撑反射的作用下,能以肘撑起身躯,并交替向前伸手试图抓取手不能及的物体,这是匍匐动作的开始。2个月时能在俯卧位交替踢腿。3~4个月时可用肘支撑上身达数分钟之久。7~8个月婴儿能用手支撑胸腹使身体离开床面,有时能在原

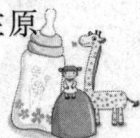

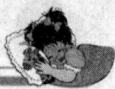

地转动。8～9个月时能用上肢往前爬。一岁婴儿爬时可手膝并用，少数喜用手及足撑起全身爬或坐着滑动臀部向前移动。一岁半会爬台阶。爬，对婴儿胸臂部发育及提早接触环境有帮助。

（4）站立和行走：新生儿期可引出踏步反射，2～3个月时当扶至立位时，髋、膝关节弯曲；6个月当呈立位时，两下肢可支持其体重；7个月扶站时，婴儿能高兴的蹦跳；9个月可试独站；10～11个月可独站片刻，或作蟹行，此时搀着两手能向前走；12个月后能独走，但两下肢分开，基底很宽，每步的距离、大小、方向也不一致，肩部外展，肘弯曲。15个月能爬楼梯，可自己站起，站得很稳，绕物体转弯时还不灵活；行走时不能突然止步，可自己上下楼梯（每个台阶需先后用两只脚去踏）；能拾起地上的东西而自己不跌倒。2岁左右会双脚跳，3岁会跑，骑三轮车。

（5）跳：跳的动作从两足交替走下台阶为开始（约1.5岁时），此时也能用一脚跨过低障碍物。2岁时能并足跃下一级台阶，也能并足往前跳一步及原地跳跃。3岁时能用一脚跳过低障碍物。约2/3的婴儿在4.5岁时能跳稳。2.5～3.5岁时开始用独脚向前连续跳1～3步，5岁时可连跳8～10步，6.5岁时才能较好地蹦跳及奔跑。

4. 婴儿宜多爬

爬是婴儿运动发育的一个过程，孩子学会爬行，四肢的运动功能和全身的协调能力会得到充分的发展。孩子通过爬行，拓宽了视野，对外界事物接触得更多，有利于促进感知觉的发育，促进身体的协调，还可使血液循环流畅，并能促进肌肉、骨骼的生长发育。进而促进婴儿大脑的发育和智力发展。一般来说，爬行运动是开发婴儿的协调能力和对外界事物的反应能力，爬行对脑的发育有着极重要的意义。有专家在治疗脑损伤性哑和说话困难的患儿时，尝试用以

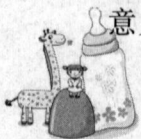

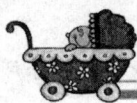

"爬"为主的治疗方法,结果爬得越好,走得越好,学说话也越快,学东西和看、读的能力也越强。

5. 宜知婴儿脊柱发育进程

婴儿出生时脊柱没有弯曲,3个月能够抬头出现颈椎前凸,6个月以后独坐出现胸椎后凸,1岁左右行走,出现腰椎前凸。脊柱生理性弯曲的形成,与直立姿势有关,是人类的特征,有利于身体保持平衡,走路和活动时可减少对脑部的震动。3个月时孩子学会抬头,出现了颈曲,加强了颈部肌肉的力量。6个月时学会双手支撑,加强了臂部肌肉力量,又学会坐,出现了胸曲。7~9个月时学会爬行,加强了腹部肌肉的力量。12个月时会站,会扶走或独走,出现了腰曲,加强了腿部肌肉的力量。脊椎的颈曲、胸曲和腰曲的形成,有利于身体保持平衡,走路和活动时可减少对脑部的震动。颈、臂、腿部肌肉的加强,又能支撑身体各个部位;而腹部肌肉处在承上启下的位置,发挥平衡和协调的作用。因此,要孩子及早学会走路,就要及时地进行以上训练。

6. 宜注意婴儿学步安全

8~10个月是婴儿学步前的关键时期,家长要有意识地训练婴儿,如在围栏上方挂上他爱玩的玩具,婴儿会为了抓取玩具而扶着栏杆站起来,还会挪动脚步。经过多次锻炼后,婴儿一定会站稳的。10个月后的婴儿在站立的基础上,可以开始训练其向前迈步。用双手扶着婴儿的腋下,让婴儿走;等他站稳,能够较稳地步行时,试着慢慢地放开手,让婴儿自己走。如果不放心,可以用一根很粗的带子裹着婴儿的腋下,牵拉着带子,以防婴儿摔倒。

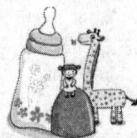

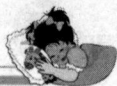

婴儿刚学步,重心不稳,家长应尽量清除孩子活动范围内的物品,如玩具、家中杂物、绳索、地毯等;移走有尖锐边、角的桌椅、橱柜及易碎物品,以防受伤。给孩子准备一双合适的鞋子,如无带鞋、塑料粘胶鞋、胶底鞋,防止孩子跌倒、滑倒。热菜、热汤绝对禁止放在桌边或孩子碰得到的地方,避免孩子因好奇酿成伤害。孩子因为好奇,有可能把手里的小东西塞进鼻孔、耳朵内,家长应时时注意。地板不要太湿,以防孩子滑倒;孩子常喜欢爬上爬下或钻到桌椅下、柜子后,因此,这些地方也应注意,勿留有危险物品。

7. 宜知婴儿步态异常是患了哪些病

(1)鸭行步态:行走时挺腰凸肚,臀部左右摇摆如鸭行状。这是婴儿进行性营养不良的表现,也可见于佝偻病、先天性髋关节脱位。

(2)剪刀步态:婴儿双腿僵硬,两脚向内交叉,膝部靠近似剪刀样、行走步态小而慢,常足尖踏地而行似跳芭蕾舞。见于双侧大脑或脊髓的病变,如脑性瘫痪或家族性痉挛性截瘫。

(3)公鸡步态:婴儿站立时两大腿靠近,小腿略分开,双足似足尖站立、行走时像跳芭蕾舞样的尖步行。见于脊髓病变,如炎症、截瘫等。

8. 宜读懂6个月以内婴儿的体态语

婴儿在学会说话以前,有着丰富多彩的体态语(即肢体语言)。包括面部表情和体态动作。研究发现,婴儿的面部表情和身体动作的变化,并非出于偶然,而是具有心理活动的意义。

(1)婴儿的哭声:由于6个月前的婴儿不能用语言和动作来表达自己的需要和意愿,因此啼哭是与情绪、感觉,以及生理需求联系在

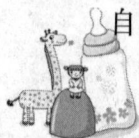

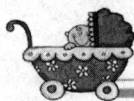

一起的,作为一种表达方式用来表示他的身体状态和各种意愿,以引起父母的注意,达到满足他各种生理和心理需求的目的。

(2)婴儿瘪起的小嘴:好像受到委屈,这是啼哭的先兆,接着就是小声到大声的啼哭,这种表情和哭声其实是向大人诉说着他的需求。譬如,肚子饿了要吃奶,寂寞了要人逗乐,厌烦了要大人抱起来换个环境或改变一种姿势。这时,细心的父母就要观察婴儿不同的哭声,揣摩出婴儿的要求,适时或及时地满足他的需要。

(3)婴儿的微笑:这是婴儿一种本能的情绪活动,也是身体舒适的反映。2个月后,婴儿喜欢母亲的爱抚、父亲的逗乐,得到满足后就会手舞足蹈,表现出兴奋和愉快的情绪。

(4)婴儿突然的发笑:短暂而快速,口角牵动,笑容骤现,同时伴随着满目发光,两手晃动,舒展着魅力,接着笑容立即停止,等候大人的鼓励。这时,妈妈应该笑脸相迎,用手轻轻抚摸婴儿的面颊,或在其面、额部亲吻一下,以示鼓励。婴儿的笑对其身心发展极为有利。

(5)婴儿的小便:男婴通常以噘嘴来表示小便,女婴多以咧嘴或上唇咬紧下唇来表示小便。父母若能及时观察到婴儿的嘴型变化和小便时的表情,就能摸清婴儿小便的规律,从而加以引导,有利于逐步培养婴儿的自控能力和良好习惯。

(6)婴儿的大便:婴儿先是眉筋突暴,然后脸部发红,目光发呆,有明显的"内急"反应,这是婴儿大便的信号。这时,父母如能立即作出适当的反应往往可以将大便排到容器中,易于清洁。

(7)婴儿的眼神:健康婴儿的眼睛总是明亮有神,转动灵活自如。家长若发现婴儿眼神黯然无光,呆滞少神,很可能是婴儿身体不适,有疾病的先兆。

(8)婴儿的休闲:大多数婴儿在吃饱喝足、换干净尿布后,而且还没有睡意时,会自得其乐地玩弄自己的嘴唇和舌头,吐气泡、吮手指

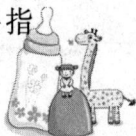

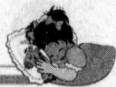

等,这时,他喜欢独自长时间的玩,大人不要去打扰他。

9. 宜读懂6～12个月婴儿的体态语

6个月以后的婴儿,由于感知能力和动作能力的发展与增强,除了用面部表情代替语言来表示自己的意愿之外,还会伴以各种动作和形态的体态语来表达自己的思想感情。随着月龄的增长,婴儿会有不同的表现。

(1)6个月的婴儿会张开双臂,身体扑向亲人,要求搂抱、亲热。若陌生人想要抱他,则转头将脸避开,表示不愿与陌生人交往。

(2)7～8个月的婴儿会以拍手和笑脸表示高兴;接受喜爱的糖果时,在父母教导下会以"点头"表示谢谢;对不爱吃的食物会避开脸,并以"摇头"表示不喜欢。

(3)9～10个月的婴儿会用手指出他希望去的地方和方向,或用小手拍拍头,表示要求大人给他戴帽子带他出去。

(4)11～12个月的婴儿除了以面部表情和动作等身体语言来做表示外,还会伴以各种声音,比如,"嘟嘟"声(表示汽车),"呷呷"声(表示小鸭),以及用简单的单词音来表示自己的意愿。

10. 婴儿宜适时学扶走

大多数婴儿在学会站立后不久就能自己扶着床沿迈步,或是由家长抓着一只手走路了。刚开始学习走路时,由于婴儿平衡功能还不完善,走起路来还东倒西歪,时而还会摔跤,有的婴儿用脚尖走路或走路时两腿分得很开,这些都没什么关系,一旦婴儿走路熟练了就会好的。

每个婴儿开始扶着东西走路的时间差异很大,有的婴儿早在9个

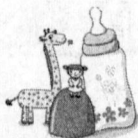

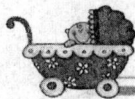

月时就能迈步扶走,而有的则要到 12～13 个月甚至更晚的时候才开始迈步扶走。这与很多因素有关,如婴儿本身的发育情况、遗传因素、动作训练的机会、疾病及季节的影响等,也有的婴儿在刚刚学迈步时跌倒或受伤后产生了惧怕走路的心理而影响学步的进程。

婴儿从躺卧发展到直立并学会迈步,是动作发育的一大进步,对于婴儿体格发育和心理发展都具有重要意义。因此,家长要及时地教婴儿走路,并为婴儿学走路创造条件,如准备学步车、围栏、小推车、可推拉的玩具等。

11. 婴儿宜做的体操

婴儿从出生后 2 个月左右开始,由大人帮助做些简单的体操,有助于促进他们的身体发育。动作要领如下:

(1)2～4 个月,使婴儿习惯于四肢运动。婴儿平卧,先将其两上肢交叉伸屈,再将两下肢交叉伸屈。腿要尽量弯曲,而后伸直,最后两下肢同时伸屈。每一动作重复 2～3 次,以锻炼肩部及腿部的肌肉。

(2)4～6 个月,除四肢外,开始身体的运动。握住婴儿双脚,将其身体左右各翻转 1 次,刚开始,婴儿翻身尚不自如时,可手持其脚,一手扶其上身翻身。

(3)6～8 个月,为开始爬行、站立做准备运动。让婴儿仰卧、握手,然后缓慢抬起上身,使之坐起、躺下。重复 2～3 次,以锻炼颈肌和腹肌。

(4)8～10 个月,独自站立的准备运动。使婴儿俯卧,手持他的脚踝,待他两手撑地后,将两脚提起,再慢慢地放下。这样重复 2～3 次,以锻炼上身及腕部力量。

(5)10～14 个月,步行的准备运动。婴儿蹲着或跪着,拉双手,让他立起,这样蹲下、跪下重复 2～3 次,以锻炼其下肢肌肉。防止损伤

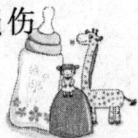

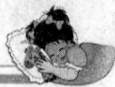

婴儿筋骨;每日 1~2 次,每次体操时间以不让婴儿疲倦为原则,一般不超过 2~3 分钟;除患疾病等特殊情况外,一般不要间断锻炼。

12. 宜训练婴儿手的功能

　　手是人类重要的器官之一。随着婴幼儿的成长,手的功能也在不断完善。当婴儿出生后,虽然他还不会用手拿物,但在你将手指头插入他手心时,他会紧紧地握住,即便你要缩回手指头,他的手也并不松开,我们管这种婴儿无意识的动作叫做"握持反射"。这种反射是原始的,不需要训练,是每一个正常新生儿应该有的正常反射。如果在新生儿期,有一只手没有这种反射,或 3 个月后双手仍然没有这种反射,都属于不正常的现象,需要引起家长注意。

　　(1)1 个月以内的新生儿,手常常保持握拳的形状,有时也能张开。到了 3 个月的时候,手就不再紧握成拳,而是半张着,这时如果将花棱棒放在他的手背或手指前端,不用放到手掌里,他也可以去握住它,但时间不太长,有时只能握几秒钟。

　　(2)4 个月的婴儿,两只手能凑到一起玩,会玩自己的衣服,把衣服拉到脸上。还常常用手去抓身边的东西,但距离判断不准,手常常伸过了物体。这时,握花棱棒的时间比以前要长一些,而且会摇晃。

　　(3)5 个月的时候,能主动去拿物品,但动作不协调、不准确,能玩玩具,往往双手去拿,不论是什么东西,都愿意往嘴里放。

　　(4)6 个月的婴幼儿,能双手抱住奶瓶或单手握住,并用奶瓶喝水、喝奶,但这也靠训练方能掌握。当婴儿躺在床上时,会用手去玩弄自己的小脚。当面前有物品时,会用整个手掌去抓,开始时往往是用小手指一侧的手掌,逐渐才会用拇指一侧的手掌。当幼儿手中有一块积木时,此时如果你给他第二块,幼儿会扔掉手中的一块去接另一块。

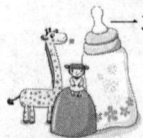

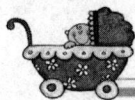

(5)10个月的婴儿会用拇指和食指捏取东西,当接触一个物品时,婴儿会用食指先去碰一碰,并且会把手中的物品放在桌子上。当大人要婴儿手中玩具时,婴儿会把手伸给大人,但不会松手,等到1岁时,婴儿才学会松手这一动作。这个年龄的婴儿基本能坐得很稳,特别喜欢手脚忙个不停,如果你给他一盒积木,婴儿会拿出来、放进去,不断地捣腾。

(6)幼儿到1岁时喜欢把东西往地上扔,大人将东西拣起来,幼儿又扔到地上而且还表现出非常的高兴。15个月以后就不再乱扔东西了,15个月的幼儿可以灵巧的用手搭起2～3块积木。

(7)1岁半的幼儿可以灵巧地搭起3～4块积木的"高楼"。

手不仅是运动器官,而且有着丰富的触觉。因此,家长应尽量让孩子的手多接触外界,可以给他们买不同质地的玩具,软的、硬的、有弹性的和不同形状的玩具,让婴幼儿在触摸、拿握的过程中,感觉多种刺激,以利于脑细胞及神经系统的发育。

13. 婴幼儿宜选择的游戏

游戏是孩子体育启蒙的第一课,游戏可使孩子聪明伶俐、身体健康。尤其是在婴幼儿快速生长时期就更为有利,将使孩子终身受益。

(1)娱乐性、趣味性、模仿性强的游戏:培养孩子参加体育运动的兴趣,并激发他们经常参加锻炼的积极性,养成良好的体育运动习惯。家长可选择模仿各种动物行走的游戏,如兔跳、螃蟹行、蚯蚓爬、狗跑、鸭步等。

(2)适合身心特点的游戏:婴幼儿大脑皮质中兴奋过程占优势,如贪玩、好动、注意力易分散、理解能力差。因此,家长应选择动作简单、节奏明显和说、唱、学、动相结合的游戏。

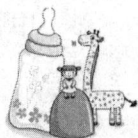

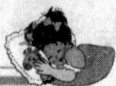

（3）集体性游戏：婴幼儿从整天围着家长转逐渐发展到对同龄儿童表现出强烈的兴趣，集体性游戏可促使他考虑自己与他人的关系，学会如何更好地与同伴协作。家长可选择传递球游戏、接力游戏、追逐游戏、攻防游戏等。

（4）选择多器官活动的游戏：1～6岁是幼儿感觉运动发展的最佳时期，此时有目的、有计划地发展幼儿的感觉和运动，不仅对大脑是良好的刺激，还可提高孩子大脑对全身各器官系统的支配能力，从而促进运动神经的发展。其中1～3岁可选择眼、手协调的游戏，如投水平目标、投垂直目标、手指体操、捏橡皮泥等；眼、脚协调的游戏，如踢定点球、踢滚动球、踢球打目标等；听觉游戏，对语言、音乐等刺激做出反应等；本体感觉游戏，如侧滚、驮物爬、两腿两足夹物走、拍球等。

14. 宜科学促进婴儿的语言发育

语言是表达思想、观念的心理过程。语言发育的重要时期是9～24个月，而良好听力和环境是促进语言发育的重要条件。

语言能力包括理解和表达两方面。文字、声音、视觉信号及手势，都属语言范畴。婴儿语言是随着大脑的发育和社会生活的丰富而发生发展的。婴儿口语的发育，经过叫喊、咿呀发音和说话3个阶段。先理解而后表达，先学发音而后能用词和句。因此，从出生1～2个月就应对他说话，如换尿布时，打开尿布后，先拍拍腿，笑着说："伸伸腿，妈妈换尿布。"喂奶的时候说："宝宝饿了来吃奶。"3个月可对孩子进行发音训练，如反复对孩子发"呵、呵"的音；6个月反复对孩子发"爸爸、妈妈"的音；指着有色彩的图片或玩具或用具说"这是猫"，"这是小狗"，"这是你的奶瓶"，多创造听、看、摸的机会。通过声音、形状、颜色的刺激，训练孩子的视听能力和大脑反应的灵活性。在生活中孩子经历的每一件事，都可向他讲述这是在做什么？如穿衣、睡

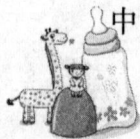

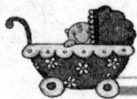

觉、开门、关门等。

孩子 1 岁以后出现模仿父母的发音,可教孩子学小动物叫,给孩子读儿歌、讲图画、讲书。当孩子出现准确的发音时,要及时表扬肯定,使他感到愉快。2 岁以后的孩子已经能同大人交谈,应教会他识别身体各部分的名称,常用物品、玩具的名称。多讲故事,适当地看一些幼儿电视,这些语音与词义被联系储存在记忆之中,数量日渐增加,即为日后小孩使用的词汇。同时与孩子做游戏,到户外玩要是扩展孩子的视野,丰富词汇的好机会。促进婴儿的语言发展要循序渐进,讲故事要有声有色,有吸引力、感染力,反复重复,强化记忆,才能使孩子对学语言产生兴趣。父母亲、对孩子不仅要多说话,而且说话的时候还要以亲切、爱抚的态度,生动、活泼、形象的描述,去激发孩子的愉快情绪和丰富的感情,储存优美的语言。这样可促进孩子的语言发育。

15. 忌超前引导孩子的动作发育

孩子的生长发育像自然界的一切事物,有它一定的客观规律性。一般生后 3 个月可俯卧时用手臂支撑并抬头,4~6 个月时会翻身,7~8 个月时会爬,1 周岁时才会站立或独立行走,帮助孩子锻炼,应按此规律。有些家长"望子成龙",常扶着 3 个月的孩子"学坐",扶着 4 个月的孩子"学站",拉着 7、8 个月的孩子走路,孩子常常摇晃几下便摔倒了。

其实,"拔苗助长"对婴儿的生长发育非但无益反而有害。婴幼期的骨骼与成年人不同,其胶质多,因而容易变形。婴幼儿过早学坐,会影响脊柱发育,引起驼背畸形;过早学站,会引起臀部后凸,即翘屁股;过早行走,可引起下肢畸形,出现罗圈腿,或因足弓不堪重负,时间长了,形成扁平足。所以,切莫让婴幼儿"超前锻炼"。

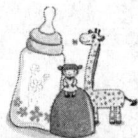

四、婴儿疾病防治及护理宜与忌

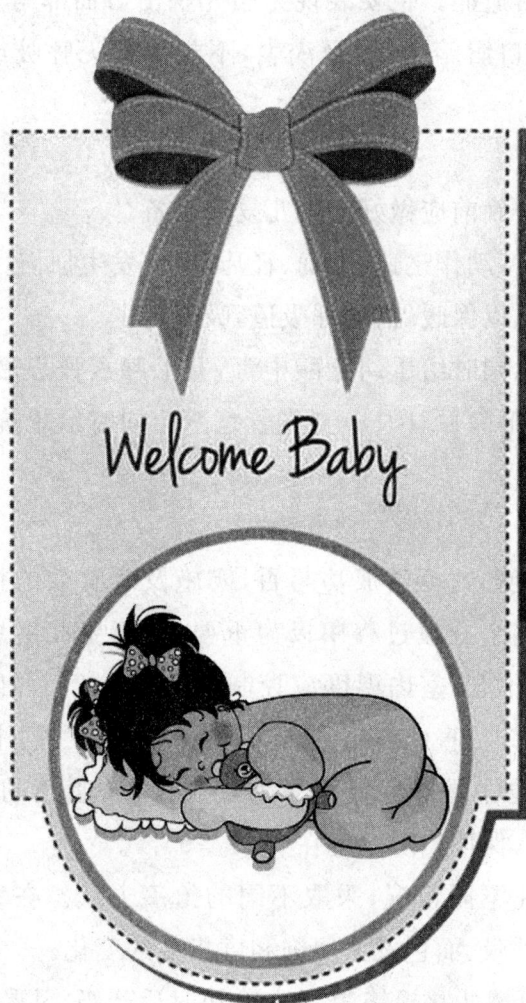

Welcome Baby

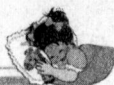

1. 宜及时抢救及护理新生儿窒息

新生儿窒息常发生在胎儿娩出后1分钟,仅有心跳而无呼吸或未建立规律呼吸的缺氧状态。为新生儿死亡的主要原因之一,是出生后最常见的紧急情况,必须及时抢救和正确处理,以降低新生儿死亡率及预防远期后遗症。主要表现为胎儿娩出后面部与全身皮肤青紫色或皮肤苍白,口唇暗紫;呼吸浅表,不规律或无呼吸或仅有喘息样微弱呼吸。

(1)抢救

①产房在分娩前应做好新生儿复苏准备。

②急救及时,动作迅速、准确、轻巧,避免发生损伤。

③轻度窒息以保暖,清理呼吸道,吸氧为主。

④重度窒息同时给予纠正酸中毒,肾上腺素强心治疗,异丙肾上腺素、氨茶碱等解除血管及肺支气管痉挛。同时给予抗生素,补充血容量。

(2)护理

①新生儿窒息的抢救成功与否,实施及时有效的护理措施十分重要。保暖在整个抢救过程中极为重要,因新生儿窒息后呼吸循环较差,体温大多不升,室内温度应控制在24℃~26℃,体温偏低的婴儿可用热水袋保温,直到体温升至36℃以上,再根据不同情况置于暖箱内。用热水袋保温一定要注意勿烫伤皮肤,暖箱的温、湿度要适宜,需经常观察,保持相对湿度在55%~65%。

②根据婴儿不同情况,采取不同的给氧方式。在氧疗过程中要严密观察婴儿呼吸、面色及血氧饱和度指数的变化。

③重度窒息婴儿常规禁食12~48小时后开奶,因重度窒息可累及心、脑、肾等器官及消化、代谢等多系统。过早喂养可加重胃肠道损害,

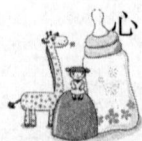

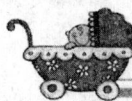

诱发坏死性小肠结肠炎。有的吞咽反射差的婴儿还可能引起呛咳、误吸等。喂养时婴儿头高脚低位，少量多次，喂完后轻拍背部减轻溢乳并密切观察面色、呼吸及精神状态，详细记录呕吐、腹胀、腹围、大便(次数、形状、颜色)、尿量等，以利于诊治。病情稳定后用母乳喂养，由于疾病本身和治疗上的因素不能直接喂养者，可用鼻饲法。

④出生后体温不升婴儿要每小时测体温 1 次，同时密切观察呼吸、心率、面色、肤色、神志及末梢神经反射，哭声、肌张力变化，注意大小便，呕吐的量、颜色及次数等情况，准确记录 24 小时出入量，发现问题及时报告医生处理。住暖箱的婴儿，尤应注意定时清洁和消毒，各项护理和治疗的操作动作要轻柔，减少不必要的搬动，使婴儿保持安静状态，以免引起颅内出血等并发症。

⑤做好解释和家属知情同意工作，取得婴儿家长的信任和配合，耐心解答家长关于婴儿病情的询问，减轻家长的恐惧心理，使婴儿得到及时合理的救治。

2. 宜及时防治及护理新生儿缺氧缺血性脑病

新生儿缺氧缺血性脑病是指在围产期窒息而导致脑的缺氧缺血性损害。本症不仅严重威胁着新生儿的生命，并且是新生儿期后病残儿中最常见的病因之一。围生期窒息是本症的主要病因，凡是造成母体和胎儿间血液循环和气体交换障碍使血氧浓度降低者均可造成窒息。由宫内窒息引起者占 50%，娩出过程中窒息占 40%，先天疾病所致者占 10%。

(1)治疗：①纠正低氧血症和高碳酸血症，必要时使用人工呼吸器。②纠正低血压，保证充分的脑血流灌注。③供给足够的葡萄糖，以满足脑组织能量代谢需要。④纠正代谢性酸中毒。⑤血钙低于1.9毫摩/升时，可静脉给予葡萄糖酸钙。⑥适当限制液体入量

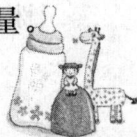

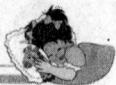

⑦控制惊厥首选苯巴比妥钠,如惊厥频繁发作可加用安定或水合氯醛。⑧控制颅压增高。⑨中枢神经系统营养及兴奋药,可用细胞色素 C、三磷腺苷、辅酶 A 等。

（2）护理:①治疗前护理。婴儿入院后,立即置于婴儿暖箱内。根据婴儿体重,调节箱温在 28℃～32℃,相对湿度 50%～60%,以保持体温在 36.5℃左右。为使温度恒定,室温控制在 22℃～24℃,忌有对流风,这样可维持正常体温而使耗氧量减至最低。根据病情给予持续低流量氧气吸入,提高血氧饱和度、保持呼吸道通畅。改善通气,预防和减少颅内出血。②治疗时观察与护理。建立静脉通路,在静脉注射同时严密观察婴儿面色、呼吸、心率,以及意识、神经反射、惊厥的程度。记录惊厥次数、时间,同时根据病情给予母乳喂养或鼻饲。喂完奶后轻拍背部以防止溢乳,然后取侧卧位。喂奶时严密观察吸吮力、吞咽反射,有无面色青紫、溢奶或呕吐现象。③苯巴比妥钠治疗后的护理。新生儿缺氧缺血性脑病是引起小儿智能伤残的重要原因之一。目前临床治疗已经取得了较好的疗效。因此,我们对婴儿的愈后应积极进行早期干预,包括动作的训练,认知能力的训练,语言的训练。

3.宜及时防治及护理新生儿低血糖症

新生儿低血糖症是新生儿期常见病,多发生于早产儿、足月小样儿、糖尿病母亲婴儿及新生儿缺氧窒息、硬肿症、感染败血症等。低血糖持续或反复发作可引起严重的中枢神经病变,临床上出现智力低下、脑瘫等神经系统后遗症。大多数低血糖者无临床症状,少数可出现喂养困难、嗜睡、青紫、哭声异常、颤抖、震颤,甚至惊厥等非特异性症状,经静脉注射葡萄糖后上述症状消失,血糖恢复正常,称"症状性低血糖"。

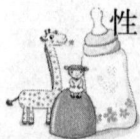

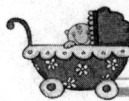

（1）防治：由于并不能确定引起脑损伤的低血糖阈值，因此不管有无症状，低血糖者均应及时治疗。无症状性低血糖并能进食者可先进食，并密切监测血糖，症状性低血糖及持续性低血糖均需及时就诊于医院。

（2）护理：不论足月还是早产的新生儿，血糖低于2.2毫摩/升都称为低血糖症。早产儿和低体重儿肝脏糖原储备不足是引起新生儿低血糖的主要原因。加之，新生儿患病时易发生缺氧、酸中毒、低体温、低血压，出现无氧代谢，加速糖的消耗，使血糖降低。新生儿低血糖症状表现为没有精神、嗜睡、喂养困难，或出现烦躁、震颤、惊厥、阵发性呼吸停止等。也可以没有任何症状，这种现象常在早产儿中出现，由于不能及时发现，对小儿造成的危害更大。如果新生儿低血糖时间较长，葡萄糖供应不足，对脑的影响很大，可发生严重的脑损害，故应提高警惕。

由于低血糖对新生儿的脑有损害，因此必须及时治疗。对于没有症状的低血糖的新生儿，可先给小儿口服10％葡萄糖液或喂奶，生后2～3天内每2小时喂1次，每次2～6毫升，如果复查血糖还不升高，可以在医师的指导下给予静脉滴注葡萄糖。对于有症状的低血糖症新生儿，治疗应在医院进行。

4. 宜及时防治新生儿颅内出血

颅内出血是新生儿常见的严重疾病，也是造成围生新生儿死亡的主要原因之一。以脑室管膜下，脑室内出血最常见。孕龄不满32周，体重不足1 500克，易发生脑室管膜下出血及脑室出血，发病率可达40％～50％。多发生于3日以内。婴儿常无兴奋过程，而抑制症状明显，如拒奶、嗜睡、反应低下、肌张力低下、拥抱反射消失。经常出现阵发性呼吸节律不整及呼吸暂停，伴发绀。晚期出现惊厥及昏迷。面色

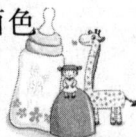

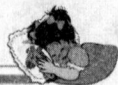

苍白、前囟膨隆、双眼凝视、瞳孔不等或散大固定、光反射消失。

（1）防止新生儿颅内继续出血，应给予新生儿保暖、给氧，避免新生儿嚎哭而加重出血，注意呼吸道通畅。无呕吐者可抬高上半身15°～30°，以减颅压；有呕吐者为避免吸入，当以平卧、头偏向一侧插胃管喂养为宜。

（2）保护脑组织可能对脑细胞功能恢复有帮助。

（3）预防感染可给予抗生素治疗。

（4）补充维生素K。

5.忌挤压摩揉新生儿头颅血肿

新生儿头颅血肿是怎么形成的？正常胎位时，胎儿的头朝下先进入骨盆，临产后子宫强力收缩，胎儿下降。胎儿在通过产道过程中，胎头受到挤压，为顺利娩出，胎头颅骨会互相重叠，改变形态而缩小。倘若产妇的骨盆太窄，与胎儿大小太不相称，则胎头会受压过大，变形过甚，或者骨盆正常而子宫收缩力太强，产程很短，使胎头被迅速逼出阴道。在上述情况下胎头突然从高压下释放，就可能造成头颅骨骨膜下血管破裂而内出血，血液积聚形成血肿，即是新生儿头颅血肿。

新生儿的头颅血肿多数在出生时就有了，但也有少数在出生几天以后才显现出来。血肿部位以头顶部为多。头颅血肿的边缘很清晰，外边不超过骨缝，表面皮肤没有出血等损伤，用手指去压迫也不像水肿那样会出现凹陷，却有一种波动的感觉。

头颅血肿主要是骨膜下血管破裂，血液并不流进大脑，故危险性不大，一般不需要特别治疗，在3～4周后会自行消散和吸收。但是，在护理中要注意头皮清洁和切忌挤压摩揉，否则有可能使血肿继续增大，甚至发生感染。若4周不消散，就应去医院就诊。

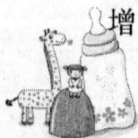

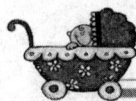

6. 宜及时防治新生儿黄疸

新生儿黄疸是由于胆红素代谢异常引起血中胆红素水平升高而出现以皮肤、黏膜及巩膜黄疸为特征的病症,新生儿黄疸有生理性和病理性之分。生理性黄疸在出生后 2～3 天出现,4～6 天达到高峰,7～10 天消退,早产儿持续时间较长,除有轻微食欲缺乏外,无其他临床症状。若生后 24 小时即出现黄疸,2～3 周仍不退,甚至继续加深加重或消退后重复出现,或生后一周至数周内才开始出现黄疸,均为病理性黄疸。生理性黄疸不需治疗;病理性黄疸,尤其是发病早者,应及时到医院就诊,须及时治疗不能延误。

(1)积极去除病因,低温者采取保暖措施,生后尽早喂奶,热能不足者静脉滴注葡萄糖液补充,防止低血糖,缺氧、酸中毒者应及时纠正。

(2)药物治疗。

(3)光照疗法。

(4)换血疗法。

7. 宜及时防治新生儿溶血病

新生儿溶血病是由于孕妇与胎儿血型不符,母体的抗体与胎儿的红细胞发生反应而引起的同种免疫溶血性疾病。新生儿溶血病又称母子血型不合溶血病,是母亲对胎儿红细胞发生同种免疫反应引起的溶血性疾病,Rh 血型和 ABO 血型不符都能引起这种疾病,但前者引起的比较严重,是新生儿病理性黄疸最常见的原因,也是引起新生儿胆红素的最重疾病,在我国以 ABO 血型不合溶血病发生率最高,Rh 血型不合溶血病发生较少,但 Rh 溶血临床表现比 ABO 血型

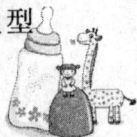

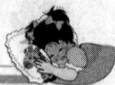

不合溶血病重。

（1）治疗原则：纠正贫血，防治心力衰竭，降低血清胆红素水平，防治胆红素脑病的发生。①光照方法。②换血疗法，包括换出新生儿体内致敏的红细胞及抗体，阻止溶血进一步发展；换出血清胆红素，防止胆红素脑病。③补充白蛋白、纠正酸中毒可减少血中游离的未结合胆红素，可减少胆红素脑病的发生。④纠正贫血，防止心衰发生。

（2）预防：①孕妇为 O 型血及血型为 Rh 阴性应在孕期查血型抗体，如果效价过高则应进行干预。凡妇女 Rh 阴性而其丈夫 Rh 阳性者，更需加强计划生育。如果已经怀孕，则要加强产前检查。产前检查如估计抗 Rh 免疫反应强烈，可能会发生胎儿水肿或死胎时，经选择的适当病例可在适当时候做引产手术。这样可以减少婴儿因溶血病而死亡。②胎儿的红细胞通过胎盘进入母体血循环使母亲对 Rh 抗原致敏常发生于分娩时。根据被动免疫可以抑制对相同抗原主动免疫反应，将浓缩的 Rh 免疫球蛋白 G 用于 Rh 阴性的初产妇，可防止孕妇被胎儿的 Rh 抗原致敏。这种预防性治疗只对第一次 Rh 免疫、未输过 Rh 阳性血的初产妇有效。在妊娠时，如有大量胎盘出血或偶然发生了 Rh 阳性血的输血，也可以用 Rh 免疫球蛋白来防止或减轻孕妇的免疫反应。所用剂量为孕妇每毫升 Rh 阳性血液 Rh 免疫球蛋白不少于 20 微克。在妊娠 28 周时，再常规注射 240～300 微克。

8. 宜及时防治及护理新生儿破伤风

新生儿破伤风是指破伤风梭状杆菌侵入脐部并产生痉挛毒素，而引起婴儿以牙关紧闭和全身肌肉强直性痉挛为特征的急性感染性疾病。新生儿破伤风潜伏期 3～14 天，多为 4～7 天，此期愈短，病情

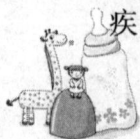

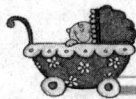

愈重,病死率也愈高。早期症状为哭闹、口张不大、吃奶困难,如用压舌板压舌时,用力愈大,张口愈困难,有助于早期诊断。随后牙关紧闭,面肌紧张,口角上牵,呈"苦笑"面容,伴有阵发性双拳紧握。上肢过度屈曲,下肢伸直,呈角弓反张状,呼吸肌和喉肌痉挛可引起青紫和窒息。体重升高或不升。痉挛发作时婴儿神志清楚为本病的特点,任何轻微刺激即可诱发痉挛发作,经合理治疗1～4周后痉挛逐渐减轻,发作间隔时间延长,能吮乳,完全恢复需2～3个月,病程中常并发肺炎和败血症。

(1)保持室内安静,保证呼吸道通畅。

(2)伤口处理。

(3)抗病毒。

(4)用止痉药控制痉挛是治疗成功的关键。

(5)抗生素。

(6)支持疗法。

(7)提倡住院分娩,新法接生。

9. 宜及时防治及护理新生儿肝炎综合征

新生儿肝炎综合征是一种以持续的黄疸、血清胆红素增高、肝或肝脾增大及肝功能不正常为主的疾病症候群的总称。其主要病因是病毒感染,除乙型肝炎病毒之外,其他多种病毒均可以通过胎盘感染胎儿,从而使胎儿的肝脏致病,并连累其他脏器。多种细菌感染、部分先天性代谢缺陷疾病的肝脏病变、肝内外的胆道闭锁及胆汁黏稠综合征所致的肝脏损害等,均属于新生儿肝炎综合征范畴。

(1)临床表现:新生儿发病的初期表现为黄疸显现,起病缓慢,一般在出生后数天至数周内出现,并持续不退,病情较重,伴有吃奶不

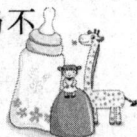

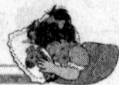

好、恶心、呕吐、消化不良、腹胀、体重不增、大便浅黄或灰白色、肝脾大等。

(2)治疗:新生儿以保肝治疗为主,供给充分的热能及维生素。严禁使用对肝脏有毒性的药物。黄疸严重者可试用泼尼松以抗炎,以减轻胆管梗阻,需注意预防其他感染。一般病例可用中药清热、利湿、退黄等。病因明确者,应对症治疗。

(3)预防:产妇在产前应进行血液检测,如发现有乙肝等病毒感染,则应在产前产时采取母婴阻断措施。

10. 宜及时防治新生儿脐肉芽肿

脐肉芽肿,是新生儿断脐后未愈合的伤口受异物的刺激或经常摩擦而形成的息肉样、樱红色小肉芽肿,呈米粒至黄豆大小,有脓血性分泌物,不易痊愈。过多的肉芽组织可用10%硝酸银腐蚀或用消毒剪刀去除,保持局部清洁,很快就能痊愈。脐肉芽肿非常容易造成感染,引起炎症,是需立即就医处理的脐部疾病。

11. 宜重视新生儿脐部的护理

(1)新生儿纸尿布应放在婴儿的肚脐下方的位置,不要盖到脐部,以免排尿后浸湿脐部创面而被污染,可用碘酊擦拭消毒脐带周围。婴儿的脐带一定要自行脱落,爸爸妈妈不要心急用手指去挖,这样容易造成感染。

(2)当婴儿的脐带脱落后,脐窝内常常会有少量渗出液,可每日用碘酊擦拭脐窝。

(3)在正常的情况下,婴儿出生后脐带在24～48小时里就会自行干瘪,3～4天后开始脱落,10～15天自行愈合。但也有的会拖后,因

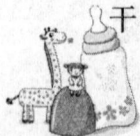

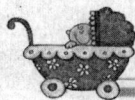

为婴儿的个体差异,脐带残留的长、短、粗、细都有区别。只要婴儿的脐部保持干燥,没有脐轮红肿或分泌物,就耐心等待婴儿脐带的自行脱落。

12. 宜及时防治及护理新生儿脐炎

新生儿脐炎,是新生儿脐带结扎处被污染所引起的一种炎症。脐部凹陷处极易积水、积污,潮湿温暖的环境又给细菌的生长繁殖提供了机会。脐炎轻者脐部渗液或有浑浊的脓性分泌物;重者细菌进入血液循环,造成败血症。轻者保持脐部干燥,局部用 3% 过氧化氢溶液和 75% 乙醇清洗。新生儿脐部有脓性分泌物时,应给予抗生素治疗,严重者应去医院处理。

预防新生儿脐炎的关键,在于断脐时应严格执行无菌操作,做好断脐后的护理,保持局部清洁卫生。

13. 宜加强护理新生儿脓疱疮

新生儿衣着要适宜,不要让新生儿出汗过多。生活用品要常消毒、常洗晒。保护皮肤不受损伤,衣服、尿布和被褥要柔软。护理动作要轻,勤给婴儿剪指甲,以免抓伤表皮。

发现婴儿患了脓疱疮应立即隔离,婴儿的衣服、尿布应每日煮沸消毒 1 次,烈日下暴晒被褥。早期皮肤散在脓疱,可用消毒后的针挑破脓疱,用消毒药棉吸去脓液,然后用 75% 乙醇消毒。创面可以暴露、干燥或涂搽百多邦软膏。婴儿宜穿宽大的衣服,避免摩擦患处。患处周围的皮肤应每隔 2～3 小时用 75% 的酒精消毒 1 次。重症患儿应及早给予抗生素治疗。

保持新生儿皮肤清洁卫生,每日洗澡 1 次,炎热天气应每日 2～3

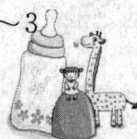

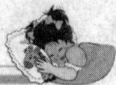

次。浴后用干爽、柔软的毛巾轻轻擦干。发现婴儿的皮肤上出现红疹时,每日用淡盐水擦洗 2~3 次。

14. 宜及时防治及护理新生儿惊厥

(1)防治:新生儿惊厥发作与年长儿不同,其特点是没有典型的大发作,而且多表现为无定型多变的异常动作,各种形式可能交替出现,发作时间长短不一,由于症状复杂,临床上有时难以辨认。常见的临床表现为微小发作,多灶性(游走性)阵挛性惊厥,局灶性阵挛性惊厥,强直性惊厥及肌阵挛性惊厥。

新生儿惊厥常出现提示病情严重,多为脑部器质性损害,常见于缺血缺氧性脑病、产伤、颅内出血、低血糖、低血镁、维生素 B_6 依赖、核黄疸、中枢神经系统感染、脑发育畸形、先天代谢异常等。原发者极少,易留有后遗症,病死率较高,新生儿一旦发病应立即到医院救治。

(2)护理:①如果婴儿在家中发生了惊厥,家长千万不要惊慌失措,也不要抱着正抽搐的婴儿就往医院跑,应立即将婴儿平卧在床上,将婴儿的头偏向一侧,以免痰呛入气管,松解领扣,掐人中穴止痉,保证周围环境的通风。②不要给正在抽风的婴儿喂药,以免呛入气管窒息。③病情平稳后,应尽快送到医院请医生做进一步诊治。④居住房间应避光、隔音,保持室内安静,减少不必要的刺激,以免诱发再次抽搐。⑤及时清除口鼻分泌物,必要时吸氧。⑥可采用物理降温,用冰袋敷、温水擦拭,但尽量避免给婴儿用酒精擦浴,以免加重抽搐。以前有不少医生建议用酒精棉球擦拭降温,虽然有一定的效果,但由于婴儿皮肤细嫩,多量的酒精通过皮肤吸收进入血液,会对婴儿造成严重的后果。⑦婴儿床两旁应使用护栏,防止发生坠床。

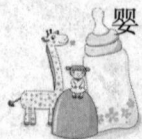

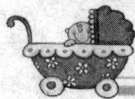

15. 宜及时防治新生儿硬肿症

新生儿硬肿症是一种综合征,简称新生儿冷伤。主要由寒冷引起,表现为低体温和多器官功能损害,是新生儿死亡的常见原因之一。新生儿常有哭声低弱或不哭,不能吸吮,肢体自发动作少,皮肤先为深红色,后转为暗红色,严重者呈苍白或青紫。四肢和躯干冰冷,脉微弱不易扣及。皮肤和皮下组织先有水肿,后变硬,严重者似硬橡皮样。硬肿先发生在小腿、面颊和肩部,然后大腿外侧、臀部、上肢也受累,甚至累及全身。因胸腹硬肿而发生呼吸困难,因面颊硬肿而不能张嘴。婴儿心音低钝、心率减慢、反应低下、尿少甚至无尿,然后口鼻流出血性液体,发生肺出血而死亡。

(1)治疗:应对新生儿采取合理的保温措施,供应热能和液体,同时做生命体征监护。①轻症婴儿在温水浴后用预暖的棉被包裹,置24℃~26℃的暖室中,外加热水袋,水温从40℃渐增至60℃,体温可较快上升至正常。②中度和重度婴儿可先安放在远红外线开放型保暖床上,为减少辐射失热,在稍离婴儿身体的周围罩一透明塑料布。将头面部露出塑料布外,头上戴一小帽保暖。③复温除上述方法外还可采用温水浴、温盐水灌肠等方法。④如正在用静脉补充液体或高营养液时可在瓶的周围用热毛巾包裹,使进入体内的液体有一定温度。⑤供给的氧也要预热。⑥有出血倾向的新生儿,适当应用维生素K、卡巴克络(安络血)等止血药物。

(2)预防:做好新生儿围生期保健,加强产前检查,防治妊娠高血压综合征,预防早产、低体重儿和产伤。在冬季,要做好产妇的保暖防寒工作,尤其是在寒冷地区更要引起注意。室内温度一般应保持在25℃以上,早产儿则不应低于30℃。新生儿要包裹好,注意喂养,补充热能及水分,增强孩子的御寒能力,防止感染。同时,鼓励早期

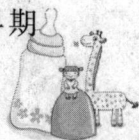

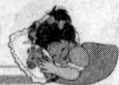

母乳喂养,以保证足够的热能供给。另外,妈妈应学会检查出生1周内小儿的皮下脂肪的软硬程度,以便早期发现硬肿,及时就医。

16. 宜及时防治及护理婴儿急性上呼吸道感染

急性上呼吸道感染是婴儿最常见的疾病,主要侵犯婴儿的鼻、鼻咽和咽部,因此常诊断为"急性鼻咽炎""急性咽炎""急性扁桃体炎"等,统称为上呼吸道感染。鼻咽感染的患儿常可出现并发症,涉及邻近器官如喉、气管、肺、口腔、鼻窦、中耳、眼及颈淋巴结等。有时患儿鼻咽部原发病的症状已好转或消失,而其并发症可迁延或加重。因此,必须对上呼吸道感染及其并发症的临床特点作全面的分析,以便早期诊断,早期治疗,切不可认为是日常小病而轻率对待。

(1)治疗:①西药治疗。大多数患儿为病毒引起的急性上呼吸道感染,抗生素无效。当合并细菌感染时,可用抗生素治疗,如2~3天后无效,应考虑其他病原体感染。高热时,先用冷毛巾湿敷前额或整个头部。可给患儿服用退热药,如阿司匹林,但不要用大剂量以免体温骤降、多汗,甚至发生虚脱。对轻症咳嗽婴儿,尤其是小婴儿,不能给大量止咳的中西药品。②局部治疗。如有鼻炎,为了使患儿呼吸道通畅,保证休息,患儿应在进食及睡前滴鼻药。患儿不能用油剂滴鼻,以防吸入下呼吸道而致类脂性肺炎。稍大一点患儿患咽喉炎或扁桃体炎时,可用淡盐水或复方硼酸溶液(朵贝溶液)漱口。③中药治疗。如给予患儿口服板蓝根、连翘冲剂等。

(2)护理:①保持室内空气新鲜,温度适宜,减少患儿活动,如有发热宜卧床休息,卧床时头胸部可抬高些,有利于呼吸道通畅。②鼓励婴儿多饮温开水,给予易消化、高营养饮食,少食多餐,多食新鲜水果、蔬菜。婴儿应多补充水分,适当减少奶量,以免引起消化不良。③鼻腔分泌物和干痂应及时清除,鼻孔周围应保持清洁,勿用

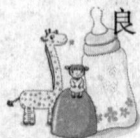

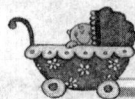

力擤鼻,避免增加鼻腔压力引起中耳炎。患儿鼻塞严重时,应先清除鼻腔分泌物,然后用滴鼻液滴鼻,每日 2～3 次,每次 1～2 滴,使鼻腔通畅,保证呼吸与吸吮。④注意观察患儿咽部充血、水肿、化脓情况,遇患儿咽部不适时可给予润喉含片或雾化吸入。⑤可适当给予患儿物理降温,如头部冷湿敷、枕冰袋,在颈部、腋下及腹股沟处放置冰袋,避免体温突然上升引起抽搐。及时更换汗湿衣服,保持皮肤清洁。⑥合理喂养,增强其抵抗力,防治患儿营养不良、贫血及佝偻病。应坚持母乳喂养婴儿,按时添加辅食,及时补充维生素 D 及钙剂。

17. 宜及时防治及护理婴儿百日咳

百日咳是百日咳嗜血杆菌引起的急性呼吸道传染病。表现为阵发性痉挛性咳嗽、鸡鸣样吸气吼声为特征。病程可长达2～3个月,婴幼儿易并发肺炎及百日咳脑病。

(1)治疗:①对症治疗。患儿痉咳时可采取头低位,轻拍背,咳嗽较重者睡前可给予冬眠灵或非那根顿服,有利于睡眠,减少阵咳。患儿发生窒息时应及时做人工呼吸、吸痰和给氧。重者可适当加用镇静药,如苯巴比妥或地西泮(安定)等。痰稠者可给予祛痰剂或雾化吸入。重症患儿可给予肾上腺皮质激素以减轻炎症。②抗生素治疗。患儿卡他期 4 天内应用抗生素可缩短咳嗽时间或阻断痉咳的发生。预防患儿继发感染,首选红霉素,也可用氯霉素,或复方新诺明、氨苄青霉素等。③中医药治疗。

(2)护理:①患儿居室应空气新鲜,不要在室内吸烟、炒菜,以免引起患儿咳嗽。易给患儿穿暖和,到户外轻微活动,可以减少阵咳的发作。②给予患儿有营养、易消化、高维生素的饮食,进食不可过急或强迫。常有呕吐的患儿,呕吐后要补给少量食物。③为保持患儿

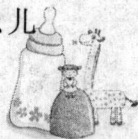

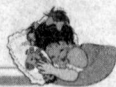

口腔清洁,每日口腔护理3~4次。呕吐后及时漱口。

18. 宜及时防治及护理婴儿猩红热

猩红热是由乙型A群溶血性链球菌所引起的急性呼吸道传染病,临床以发热、咽峡炎、全身弥漫性猩红色皮疹和疹退后皮肤脱屑为特征。少数人在病后可出现变态反应性心、肾并发症。从发热至出红疹为数小时至36小时。

(1)临床表现:舌头红、乳头红肿如草莓,称杨梅舌。颈部及颌下淋巴结肿大,有触痛。皮疹于24小时左右迅速出现,最初见于腋下、颈部与腹股沟,1日内迅速蔓延至全身。典型皮疹为弥漫性针尖大小的猩红色小丘疹,触之如粗砂纸样,或如人寒冷时的鸡皮样疹。疹间皮肤潮红,用手压可暂时转白。面颊部潮红无皮疹,而口周围皮肤苍白,称口周苍白圈。皮肤皱褶处,如腋窝、肘、腹股沟等处皮疹密集,色深红,其间有针尖大小之出血点,形成深红色"帕氏征"。口腔黏膜亦可见黏膜疹,充血或出血点。病程第一周末开始脱屑,是猩红热特征性症状之一,首见于面部,次及躯干,然后到达肢体与手足掌。面部脱屑,躯干和手足大片脱皮,呈手套、袜套状。脱屑程度与皮疹轻重有关,一般2~4周脱净,不留色素沉着。

(2)治疗:青霉素是治疗猩红热和一切链球菌感染的首选药物,早期应用可缩短病程,减少并发症。一个疗程为10天。对青霉素G过敏者,可每日用红霉素口服或静脉给药。

(3)护理:①急性期嘱患儿绝对卧床休息2~3周,给予适当的物理降温,如头部冷敷、温水擦浴或遵医嘱服用解热镇痛药。忌用冷水或酒精擦浴。急性期的患儿给予营养丰富的含大量维生素且易消化的流质、半流质饮食;供给患儿充足的水分,以利于散热及排泄毒素。给患儿稍温的生理盐水或稀释2~5倍的朵贝溶液漱口,每日4~6

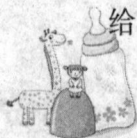

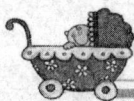

次。②保持患儿皮肤清洁,衣被勤洗换。用温水清洗皮肤,禁用肥皂水清洗。剪短患儿指甲,避免抓破皮肤。脱皮时勿用手撕扯,可用消毒剪刀修剪,以防感染。③注意观察患儿血压变化,有无眼睑水肿、尿量减少及血尿等。每周送尿常规检查 2 次。

19. 宜及时防治及护理婴儿麻疹

麻疹是婴儿最常见的急性呼吸道传染病之一,其传染性很强,在人口密集而未普种疫苗的地区易发生流行,2～3 年可发生一次大流行。临床症状有发热、咳嗽、流涕、畏光、流泪等,发病 2～3 日颊黏膜可见到针尖大小的白点,围以红晕即麻疹黏膜斑。发热 4～5 日出现皮疹,初见于耳后、发际,逐渐蔓延至面颈、躯干、四肢,出疹期热度更高。

(1)防治:患儿高热时,可给予小量解热药;烦躁时可适当给予苯巴比妥等镇静药;剧咳时用镇咳药;继发细菌感染的患儿可给予抗生素治疗。麻疹婴儿对维生素 A 需要量大,应及时补充维生素 A。

(2)护理:①婴儿得了麻疹如无并发症应在家中隔离 5 天,有并发症者需延长至 10 天。由于麻疹病毒一旦离开人体很快就会丧失致病力。因此,只要居室经常开窗通风换气,就可以达到空气消毒的目的。家长接触患儿后,只需在户外逗留 20 分钟,就不会传染他人。患儿的衣服、被褥、玩具等在室外晒 1～2 小时就可达到消毒目的。②卧床休息至疹子消退、症状消失。为了使病儿休息好,应为其创造一个良好的休养环境。居室要安静、空气要新鲜湿润,避免穿堂风,不让冷风直接吹到患儿身上,要避免强烈光线刺激患儿的眼睛,窗户拉上窗帘,灯泡用灯罩罩住。给患儿穿衣盖被要适当,穿盖过多,反而容易使患儿感冒着凉,引起肺炎。③应以清淡易消化的流食或半流食为主。多喝水或热汤,这样不但有利于将身体内的

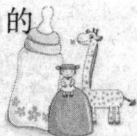

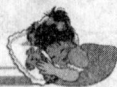

毒素排出,利于退热,还可以促进血液循环,使皮疹容易发透。疹子消退,进入恢复期的患儿应及时添加营养丰富的食物,除生冷油腻的食物外,不需"忌口"。④注意患儿的皮肤、眼睛、口腔、鼻腔的清洁。麻疹病毒侵入人体后,不但使皮肤出疹子,同时还使眼结膜、口腔、鼻腔黏膜产生分泌物,这些分泌物中含有大量病毒,如不及时清洗,分泌物长时间地刺激黏膜,使这些部位的抵抗力下降,给病毒继续入侵和其他致病菌的生长繁殖创造了条件。因此,做好患儿皮肤黏膜的清洁卫生是十分重要的。⑤麻疹患儿如果没有并发症,发热不超过 39℃,不必采用退热措施,发热在 39℃ 以上的,需采取一些退热措施,在医生的指导下服用阿司匹林,忌冷敷及酒精浴。⑥麻疹所出现的并发症多且较严重。常见的并发症有肺炎、喉炎、心肌炎及脑炎等。

20. 宜及时防治及护理婴儿疱疹性咽峡炎

婴儿疱疹性咽峡炎是柯萨奇 A 组病毒所致,好发于夏秋季,为常见的一种病毒性咽炎。常继发于急性鼻炎、肺炎、流行性感冒、疟疾、流行性脑膜炎,亦可单独发生,除咽部外,口腔黏膜亦可发生疱疹。婴儿疱疹性咽峡炎如单独发生,常无全身症状。咽部疼痛,影响吞咽。婴儿患病常表现为进食时哭吵,不愿进食,颌下淋巴结肿大有压痛,有时伴有发热。检查咽部疱疹多发生于软腭、悬雍垂和舌腭弓等处,呈线状分布。开始为小疱,但很快破裂,所以通常看不到疱疹,而见到浅溃疡,表面覆有淡黄色或白色假膜,周围黏膜呈鲜红色充血。该病有流行趋势,常见于婴儿,临床特征为骤起高热伴有咽喉痛、头痛、厌食,并常有颈、腹和四肢疼痛。在婴儿常发生呕吐和惊厥,起病 2 日内口腔黏膜出现少数(很少多于 12 个)小的(直径 1~2 毫米)灰白色疱疹,周围绕以红晕,多见于扁桃体前部,但也可位于软腭、扁桃

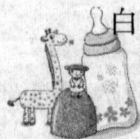

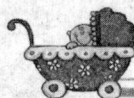

体、悬雍垂、舌部等,在以后的 24 小时内水疱破溃变为浅溃疡,直径一般在 5 毫米以下,1～5 日内愈合。并发症少见,症状一般 7 日内消失。

(1)防治:①患儿应多休息、注意隔离。进食易消化食物,多饮水。高热应及时退热,疗效不佳或持续高热的患儿应及时去医院。只有当患儿体温超过 38℃时,才需要使用退热药,每天用药不应超过 4 次。患儿有咽痛和口腔溃疡时,可服用草珊瑚含片、口腔炎喷雾剂、西瓜霜等,也可用洗必泰含漱液漱口。②可选用利巴韦林、干扰素等抗病毒药。③疱疹性咽峡炎发病 3～4 天后,患儿口腔黏膜处疱疹破溃,形成小溃疡,易继发细菌感染,可给予患儿适当的抗生素治疗。

(2)护理:①如果患儿不爱吃奶或辅助食品,应尽量避免给患儿食用对口腔溃疡有刺激性的食物,可给予清淡、易消化的粥类饮食。②不要送患儿去幼儿园或学前班等,避免交叉感染。③如果患儿体温持续在 39℃以上,要及时到医院就诊。

21. 宜及时防治及护理婴儿细菌性痢疾

细菌性痢疾是志贺菌属(痢疾杆菌)引起的肠道传染病。临床表现主要有发冷、发热、腹痛、腹泻、里急后重、排黏液脓血样大便。中毒型菌痢起病急骤,突然高热,反复惊厥,嗜睡,昏迷,迅速发生循环衰竭和呼吸衰竭,而肠道症状轻或缺如,病情凶险。菌痢常年均可发病,夏、秋季多见。通常分急、慢性两期。

(1)防治

①急性细菌性痢疾

●抗菌疗法。痢疾杆菌易产生多重耐药菌株,应根据细菌药敏试验及病情轻重选用 1～2 种抗生素治疗,7 日为 1 个疗程。

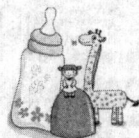

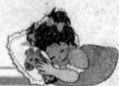

●液体疗法。按患儿脱水程度,给予及时纠正。

●对症治疗。发热的患儿体温高于 38.5℃时,给予对乙酰氨基酚治疗;呕吐的患儿给予多潘立酮口服,每次 0.3 毫克/千克体重;出现腹痛的患儿,轻者给颠茄或山莨菪碱(654-2)口服,重者给予山莨菪碱肌内注射。

②慢性细菌性痢疾

●抗菌疗法。根据药物敏感试验选用抗生素,10～14 日为 1 个疗程,切忌盲目滥用抗生素,否则会造成肠道菌群紊乱,微生态失衡,反促使腹泻迁延不愈。

●液体疗法。痢疾腹泻迁延不愈者,常并发营养不良,伴有低钠、低钾,多呈低渗脱水,因此要做血生化测定,根据水、电解质紊乱性质补液。

●营养疗法。迁延与慢性痢疾常有营养障碍,因此患儿禁食是有害的。通过合理的饮食治疗,使患儿在较短时间内改善营养状况是疾病得以恢复的关键,要尽力供给热能。蛋白质的补充有助于水肿的消退、抗体的形成及病灶的愈合。另外,应给患儿提供多种维生素与微量元素。必要时给予患儿静脉营养,输血或血浆。

●微生态疗法。患儿多伴有肠道菌群紊乱与微生态失衡,补充双歧杆菌或乳酸杆菌等微生态制剂有助于患儿恢复肠道微生态平衡,重建肠道的天然屏障。

(2)护理:①婴儿必须隔离,食具可在开水中煮沸 15 分钟消毒,木制或塑料玩具均应消毒。患儿的大便,可以大便 1 份,漂白粉 1/4 份,放在痰盂里搅匀后加盖 2 小时再倒掉,床单被褥可在日光下暴晒 6 小时。②患儿应卧床休息,腹痛时,腹部可放热水袋。患儿大便有里急后重时,可让大便解在尿布上,不要求坐起在痰盂里解便,这样可防止肛门直肠脱垂。每次大便后用温水洗净臀部,并用 5%鞣酸软膏涂

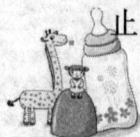

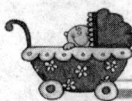

于肛门周围的皮肤上。③呕吐频繁时,可短期禁食,或给予静脉补液,也可给予糖盐水、少油腻的流质,如藕粉、豆浆等。待病情好转,即应及早进食。这时可以给予患儿少渣、易消化的半流质,如麦片粥、蒸蛋羹、煮面条等,牛奶易引起腹泻胀气,应予限制,待大便成形后可适当增加。同时,多给患儿补充水分。在恢复后期,应设法增加患儿的食欲,也可以食前半小时先服消化酶类药物如胃蛋白酶等,并在饮食中增加营养和蛋白质,开始可少食多餐,逐渐增加,防止消化不良。④慢性菌痢患儿需要保留灌肠时,应对患儿做好解释工作,争取患儿的配合,不使药液流出肛门。⑤患儿大便做细菌培养采集标本时,应选脓血及黏液较多的地方,留好标本后立即送验。若连续 3次送验均为阴性,可解除隔离。密切观察患儿病情变化及大便性质、次数,如婴儿出现高热、面色苍白、四肢发冷或有嗜睡、谵语、烦躁不安时,应立即到医院就医。

22. 宜及时防治及护理婴儿流行性乙型脑炎

流行性乙型脑炎多见于夏秋季,感染乙脑病毒的蚊虫叮咬人体后,引起急起发病,有高热、意识障碍、惊厥、强直性痉挛和脑膜刺激征等,重型患者病后往往留有后遗症。发病与否,取决于病毒的数量,当侵入病毒量多、毒力强、机体免疫功能又不足,则病毒会继续繁殖,经血行散布全身。由于病毒有嗜神经性,故能突破血-脑屏障侵入中枢神经系统,尤在血-脑屏障低下时或脑实质已有病毒者易诱发本病。流行性乙型脑炎可引起脑实质广泛病变,以大脑皮质、脑干及基底核的病变最为明显,脑桥、小脑和延髓次之,脊髓病变最轻。部分患者脑水肿严重,使颅内压升高或进一步导致脑疝。

(1)防治:①一般治疗。注意患儿的饮食和营养,供给足够的水分,高热、昏迷、惊厥患儿易失水,故宜补足液体,但输液不要太多,以

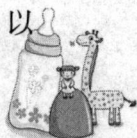

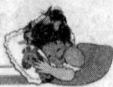

防脑水肿,加重病情。对昏迷患儿应采用鼻饲。②对症治疗。室温调至 30℃以下。高温患儿可采用物理降温或药物降温,使体温保持在 38℃～39℃(肛温);惊厥患儿可给予镇静止痉药,如地西泮(安定)、水合氯醛、苯妥英钠、阿米妥钠等。③其他治疗。疾病早期的患儿可给予广谱抗病毒药物病毒唑或双嘧达莫治疗,退热明显。④后遗症的康复治疗。康复治疗的重点在于智力、吞咽、语言和肢体功能等锻炼,可采用理疗、体疗、中药、针灸、按摩、推拿等治疗方法,以促进患儿的康复。

(2)护理:①患儿室内保持安静、通风,应有防蚊设施和灭蚊措施,保持口腔、眼部、皮肤清洁,保持床单干燥、平整,预防压疮的发生。②由于患儿昏迷,机体抵抗力下降,可引起肺部感染,因此应用抗生素是必不可少的,尤其是在使用糖皮质激素后,更需要加大剂量和联合用药。③保持患儿呼吸道畅通,定时给患儿翻身、拍背,有利于排痰,并减轻气道阻塞。④观察患儿体温、脉搏、呼吸、血压和意识、瞳孔改变。监测血清电解质,发现病情变化,及时报告医师,做好抢救准备。⑤做好患儿心理护理。恐惧是住院患儿突出的表现。患儿平时对患病和住院没有印象,患病后来到完全陌生的环境,生活方式发生了改变,虽然父母能在身边陪伴,但各种检查和治疗带来的痛苦,更加重了患儿恐惧心理。也有的患儿家属生怕患儿染上其他疾病。因此,患儿及其家属忧心忡忡,不能安心住院治疗,处在心理矛盾和忧虑之中,所以做好心理护理就更为重要。医护人员要给予患儿爱心,让他们在医院有安全和温暖的感觉,解除患儿的紧张心理。

23. 宜及时防治小儿金黄色葡萄球菌肺炎

金黄色葡萄球菌肺炎常见于 1 岁以下的幼儿。在出现 1～2 天上

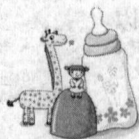

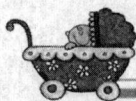

呼吸道感染或皮肤小脓疱数日至1周以后,突然出现高热。年长患儿大多有弛张型高热,但新生儿则可低热或无热。肺炎发展迅速,表现呼吸和心率增速、呻吟、咳嗽、青紫等。有时可有猩红热样皮疹及消化道症状,如呕吐、腹泻、腹胀(由于中毒性肠麻痹)等。婴儿嗜睡或烦躁不安,严重者可惊厥,中毒症状常较明显,甚至呈休克状态。肺部体征出现较早,早期呼吸音减低,有散在湿罗音。在发展过程中迅速出现肺脓肿,常为散在性小脓肿。脓胸及脓气胸是本症的特点。并发脓胸或脓气胸时,叩诊浊音、语颤及呼吸音减弱或消失。

本病的一般治疗与支气管肺炎相同。因病情多较严重,幼儿早期疑为金黄色葡萄球菌肺炎时应给予积极治疗,控制感染。可用青霉素肌内注射或静脉滴注。对耐青霉素G金葡菌肺炎的幼儿,可用苯唑西林、万古霉素、林可霉素等,还可用头孢菌素;对耐甲氧西林金葡菌感染的幼儿,应用万古霉素及其新衍生物替考拉宁。一般在体温正常后7天,大部分肺部体征消失时,可停用抗生素,疗程至少3~4周。发展成脓胸或脓气胸时,如脓液量少可采用反复胸腔穿刺抽脓治疗。

24. 宜及时防治及护理婴儿哮喘

婴儿受到变应原、冷空气或其他诱因的刺激时,往往首先表现为上呼吸道过敏的症状,如眼痒、鼻痒、打喷嚏、流清涕等,由于婴儿对痒的表达困难,往往仅表现为揉眼、搓鼻等。进一步的表现为上腭痒、咽痒、干咳和呛咳。这些症状通常在哮喘发作前可持续数小时或数天。突然发作的喘息为婴儿哮喘的主要特征,婴儿哮喘的喘息症状根据哮喘的严重程度而有较大的差异。

(1)防治:由于哮喘是一种多病因的疾病,查出病因并加以防护,在哮喘治疗中极为重要。对感冒引起的婴儿哮喘,要积极治疗和预

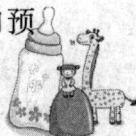

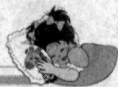

防呼吸道感染,避免受凉,寒冷天气出门最好戴口罩。婴儿家中避免使用油漆、杀虫剂、香味过浓的洗漱用品及化妆品,婴儿在家时不宜打扫卫生;不摆设毛绒玩具,不喂养猫、狗等宠物。被服宜选用全棉制品,并定期暴晒、清洗。尽量少吃小食品及冷饮。总之,对可能引起婴儿哮喘发作的一切因素都应遵照"避、忌、替、移"的四字方针予以清除。

当婴儿出现胸闷、咳嗽、喘息等哮喘急性发作的状态时,家长应先让婴儿保持镇静,给其喷入迅速缓解气管痉挛的药物,如万托林或博利康尼等,如有好转,可每3~4小时重复1次。如1小时内吸入3次,婴儿的症状仍无好转,就应送往医院治疗。

(2)护理:①日常生活中要控制尘螨,"螨"是引发某些婴儿哮喘的元凶,应用55℃的热水每周清洗床上用品。婴儿避免在纤维纺织包装的家具上睡觉或平卧,移去室内的地毯。室内湿度<50%。用化学物质(杀虫剂)杀死螨或改变室内螨抗原。②移出动物过敏原,因为啮齿动物和鸟类产生的皮屑、尿和唾液均能引起过敏反应。③避免摄入可引起哮喘的食物,如亚硫酸盐类;哮喘发作时,应避免鱼腥等发物;以清淡饮食为主,在缓解期再根据小儿体质情况,进行饮食进补,平时尽量避免吃冷饮。④控制空气污染,如烟草、喷雾剂、挥发性有机化合物,尽量不带婴儿到杨、柳、松、柏、槐、桦等树木花粉多的地方。⑤避免服用加重哮喘的药物,如阿司匹林、布洛芬等。⑥加强体育锻炼。协助小儿选择适当的体育运动、循序渐进,逐渐增加运动量,以增强体质,减少呼吸道感染。但运动忌剧烈,以免诱发哮喘发作。⑦哮喘发作时,要让婴儿卧床休息,抬高床头,让婴儿半卧位以利于呼吸。⑧哮喘发作时,家长要陪伴小儿身边,使其保持平静,并提供一定的娱乐活动以分散婴儿的注意力,同时鼓励其做缓慢的深呼吸运动。⑨哮喘发作时,及时按医生预订的治疗计划给婴儿

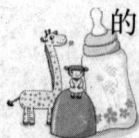

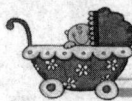

服药,并观察药物疗效及不良反应。⑩鼓励哮喘发作的婴儿多饮水,并轻轻叩击背部以利于咳出痰液。对婴儿应注意观察,避免痰液堵塞气管,引起窒息而危及生命。⑪哮喘多在夜间发作,故应加强夜间观察,以便早发现病情变化。⑫哮喘发作加重时,应及时送医院治疗。⑬家长应细心观察婴儿哮喘的发病规律,寻找有关的诱发因素,并设法避免这些致敏物及其他因素。详细记录"哮喘日记",对病情作出自我评价,及时调整药物,以控制和预防哮喘发作。

25. 宜及时防治及护理小儿支原体肺炎

小儿支原体肺炎是由支原体感染引起的,临床表现为顽固性剧烈咳嗽的肺部炎症。小儿支原体肺炎是婴儿时期肺炎和其他呼吸道感染的重要病原之一。小儿支原体肺炎的潜伏期为 $2\sim3$ 周。大多起病不甚急,有发热、厌食、咳嗽、畏寒、头痛、咽痛、胸骨下疼痛等症状。体温在 $37℃\sim41℃$,大多数在 $39℃$ 左右,可为持续性或弛张性,或仅有低热,甚至不发热。多数咳嗽重,初期干咳,继而分泌痰液,有时阵咳稍似百日咳。偶见恶心,呕吐及短暂的斑丘疹或荨麻疹。一般无呼吸困难表现,但婴儿患者可有喘鸣及呼吸困难。

(1)防治:①一般治疗。由于支原体感染可造成小流行,且小儿病后排支原体的时间较长,可达 $1\sim2$ 个月之久。小儿时期仅表现为上呼吸道感染症状,在重复感染后才发生肺炎。同时在感染支原体期间容易再感染其他病毒,导致病情加重迁延不愈。因此,对有密切接触史的小儿,应尽可能做到呼吸道隔离,以防止再感染和交叉感染。对病情严重、有缺氧表现者,或气道梗阻现象严重者,应及时给予氧气吸入。②对症治疗。由于咳嗽是支原体肺炎最突出的临床表现,频繁而剧烈的咳嗽将影响小儿的睡眠和休息,可适当给予镇静药,如水合氯醛或苯巴比妥,酌情给予小剂量可待因镇咳,但次数不

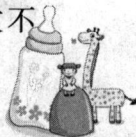

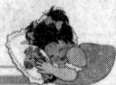

要过多;对喘憋严重者,可选用支气管扩张药;对痰多的患儿,可选用祛痰药,同时加强翻身、拍背、雾化、吸痰等。③抗生素治疗。常用大环内酯类抗生素,如红霉素、螺旋霉素、麦迪霉素、白霉素等。其中又以红霉素为首选,因其对消除支原体肺炎的症状和体征明显,常用剂量为每日 50 毫克/千克体重,轻者分次口服治疗即可,重症可考虑静脉给药,疗程一般主张不少于 2～3 周,停药过早易复发。常用口服剂有无味红霉素及红霉素肠溶片。④糖皮质激素治疗。对急性期病情发展迅速的严重支原体肺炎或肺部病变迁延而出现肺不张、肺间质纤维化、支气管扩张或有肺外并发症者,可应用糖皮质激素,如氢化可的松或琥珀酸氢化可的松。应用激素时注意排除结核等感染。⑤肺外并发症的治疗。并发症的发生与免疫机制有关。因此,除积极治疗肺炎、控制感染外,可根据病情使用激素,针对不同并发症采用不同的对症处理办法。

(2)护理:①室内应保持空气流通。室温保持在 20℃左右为宜,相对湿度 60%,以防呼吸道分泌物变干,不易咳出。②冬季要定时开窗换气,每次 30 分钟,每日 3 次,避免对流风,注意休息,执行严格的呼吸道隔离制度,防止交叉感染。③保持呼吸道通畅,及时清除上呼吸道分泌物,经常变换体位,减少肺淤血,以利于炎症吸收及痰液的排出。及时清除鼻痂、鼻腔分泌物和呼吸道痰液。改善通气功能,增加肺泡通气量,纠正缺氧,减轻二氧化碳潴留。痰多稀薄者,可以反复翻身拍背,以利于痰液排出,也可口服祛痰药物。④注意小儿营养及水分的供应,尽量母乳喂养。若人工喂养可根据其消化功能及病情决定奶量及浓度,如有腹泻者给予脱脂奶,小儿宜吃清淡、易消化、富有多种维生素的饮食;恢复期的患儿应给营养丰富、高热能食物;对危重患儿不能进食的,给静脉输液补充热能和水分,输液量每日 60～80 毫升/千克体重为宜,必要时输注全血液或血浆。⑤密切观察

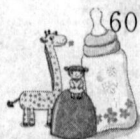

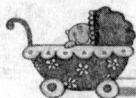

小儿病情变化,及时给予相应的处理。对面色青灰,口周发绀、烦躁或嗜睡的小儿,应注意心音、心率的变化,观察有无心肌炎发生;对吃奶,哭闹后青紫加重患儿吸氧后仍不能缓解,应及时查明原因,给予处理。⑥避免交叉感染,轻症肺炎的患儿可在家中或门诊治疗,对住院治疗的患儿应尽可能将急性期与恢复期的患儿分开,细菌性感染的患儿与病毒性感染的患儿分开。

26. 宜及时防治及护理小儿支气管肺炎

支气管肺炎是小儿时期最常见的呼吸系统疾病。常为感染细菌、病毒引起,也可为两者混合感染。主要临床表现为发热、咳嗽、呼吸困难,全身症状可有精神不振、食欲减退、烦躁不安,轻度腹泻或呕吐等。检查有呼吸增快或呼吸困难表现,可见鼻翼翕动和三凹征,皮肤黏膜发绀,重症婴儿可见口周、鼻唇沟和指(趾)端发绀,肺部听诊可闻及较固定的中、小水泡音,以背部两侧及脊柱两旁较多,深吸气末更为明显。重症肺炎时,除呼吸系统改变外,可出现循环、神经和消化系统功能障碍,表现为面色苍白、心音低钝、精神烦躁、嗜睡、意识障碍、惊厥、瞳孔对光反射迟钝、呕吐、腹泻、腹胀、呕吐咖啡样物,大便隐血试验阳性或柏油样便。血液检验可见:细菌性肺炎为白细胞计数增多,中性粒细胞比例增高。病毒性肺炎为白细胞计数大多正常或偏低,淋巴细胞增高或出现变异淋巴细胞。胸部 X 线检查呈肺纹理增多,透光度降低,两肺下野、中内带出现大小不等的点状或小片絮状影。

(1)防治:①抗生素治疗。肺炎链球菌感染首选青霉素;金黄色葡萄球菌感染首选苯唑西林钠,大肠杆菌感染首选头孢曲松钠,肺炎支原体和衣原体感染首选红霉素。②对症治疗。咳嗽者,给予小儿止咳糖浆等;呼吸困难者,给予氧气吸入。高热者,酌情给予物理降

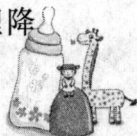

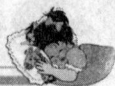

温或解热药物。烦躁不安者,可给予适量镇静药物。③激素治疗。严重憋喘或呼吸衰竭、全身中毒症状明显、合并感染性休克及出现脑水肿者,可应用糖皮质激素,一般可选用琥珀酸氢化可的松或地塞米松。④并发症治疗。发生心力衰竭、感染性休克、脑水肿和心肌炎者,应及时予以相应处理。脓气胸者,应进行穿刺或胸腔闭式引流;贫血、营养不良者,给予营养支持治疗。

(2)护理:①适当休息,发热的小儿要卧床休息。室温最好保持20℃~26℃,定时通风;室内湿度保持在50%~70%,利于痰液稀释而咳出,空气太干燥,痰液粘在气管壁上不易排出。避免对流风,避免煤气、烟尘、油气等刺激。②加强营养,给予清淡、富含营养、容易消化的饮食,多食水果、蔬菜、鲜蛋、瘦肉、猪肝等。应少量多次喝水,水温忌太热,以免刺激咽部。③对于发热者可选用物理降温措施,如用30%~40%酒精擦浴;对营养不良、体弱者,可用40℃的温水擦浴降温。④小儿剧烈咳嗽时,最好将其抱起,使上身呈45°,同时用手轻轻拍背部,使黏附在气管上的分泌物得以松解,利于咳出。夜间咳嗽厉害可稍抬枕头,减少婴儿胃食管反流对咽喉部刺激。⑤发现烦躁不安、面色发灰、喘憋出汗、口周发绀、脉搏明显加快的小儿,应立即去医院治疗。⑥小儿应注意加强锻炼,根据气候变化适当增减衣服,预防感冒。平时注意穿衣盖被均忌太厚。

27. 宜观察婴儿的粪便

(1)婴儿在出生24小时后,会排出一些黑绿色、黏稠的焦油状物质,我们称之为"胎粪"。当婴儿还未出生,这些"胎粪"就已经存在于他的肠道内了。这种黑绿色的胎粪一般仅在婴儿出生后的2~3天内出现。婴儿进食后,他的消化系统慢慢适应所吃的食物,大便也开始逐渐转成棕绿色、半流体状。

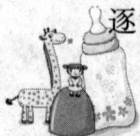

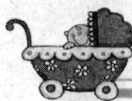

（2）纯母乳喂养的婴儿，会排出浅黄色大便，一般为糊状，没有硬度，没有气味。吃母乳的婴儿很少便秘，婴儿几乎能吸收母乳中的所有物质，遗弃的废物很少。从这方面也解释了为什么有的婴儿会3天才有1次大便。但需要注意的是：母亲的食物结构会影响婴儿的大便，因此母亲要避免刺激性的食物，十分辛辣的食品可能会扰乱婴儿的消化功能。

（3）奶粉喂养儿的大便量多色浅，在消化功能稳定后排便次数会比较少，排出的量偏多，大便的质地也比母乳喂养的婴儿硬，颜色呈棕黄色且有异味，有时甚至夹有灰白色的奶瓣。喂养婴儿的食具要严格消毒，以防细菌感染导致腹泻。

只要婴儿健康，体重不断上升，吃得好、睡得香，就没必要太在意他的大便颜色和性状的变化。但是，如婴儿的大便呈水样，伴有突然的颜色和气味的变化及排便次数明显增加，或伴有呕吐、吃奶少、尿量减少等，一定要带他去看医生；如婴儿粪便中出现少量血丝，需检查婴儿的肛门，看周围是否有血管破裂的现象，若有也要去看医生。

28. 宜及时防治及护理小儿腹泻

小儿腹泻是由多病原、多因素引起的以腹泻为主的一组临床综合征。可分为感染性和非感染性两类，发病年龄多在2岁以下，1岁以内者约占50%。临床表现为发热、腹泻呈水样便，每日5～10次或更多，发病初期可有轻度呕吐。因本病可以侵犯呼吸道，有40%～50%小儿伴有咳嗽等呼吸道症状。腹泻轻者影响小儿营养吸收，重者多因伴有脱水、酸中毒而危及生命。

（1）防治：①一般治疗。轻型患儿继续母乳喂养，适当调节饮食，可应用口服补液纠正脱水。②静脉输液。适用于中度以上脱水、吐

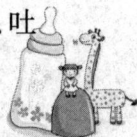

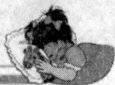

泻严重或腹胀的小儿。③抗生素治疗。对饮食不当或病毒感染所引起的腹泻,一般忌用抗生素。但对细菌感染性腹泻可酌情选用抗生素治疗。输液原则是先快后慢,先浓后淡,见尿补钾,按时补完。④其他治疗。无感染中毒症状但腹泻不止者,遵医嘱可适当给予收敛药,如鞣酸蛋白或蒙脱石(思密达)。呕吐重者,可适当给予止吐药。

(2)护理:①加强小儿体格锻炼,增强体质,提高机体抵抗力。②轻型腹泻者只需停止辅助食品、不易消化的食物或脂肪类食物。重型腹泻者需暂时禁食。禁食期间给予静脉输液,待腹泻、呕吐好转后,逐步恢复母乳喂养。人工喂养小儿可先喂米汤、稀释牛奶,由少到多,由稀到稠,逐步过渡到正常饮食。待停止腹泻后再恢复辅助食品,由一种到多种,先流质后半流质,再喂固体食物。③小儿腹泻应注意保暖,以免腹部受凉,肠蠕动加快,腹泻加重。小儿每次大便后,要用温水洗净臀部,涂些甘油、护肤脂或爽身粉,并及时更换尿布,以免皮肤受粪便侵蚀和潮湿尿布摩擦而破溃成"红臀",也可以预防上行泌尿道感染。脏衣裤及尿布、便盆、餐具、玩具及护理者的手都要予以消毒。④感染性腹泻易引起流行,新生儿,托幼机构及医院应注意消毒隔离。发现腹泻小儿和带菌者要隔离治疗,粪便应做消毒处理。⑤避免长期滥用广谱抗生素,以免肠道菌群失调,招致耐药菌繁殖而引起肠炎。

29. 宜及时防治及护理小儿腹痛

(1)防治:小儿腹痛以饮食失调为常见,不要过分追求食物的精细和丰盛,宜主杂搭配、粗细结合,同时掌握好食物的量、温度和进食速度等。其次是与大自然的和谐统一,在适当的时候要让小儿走出家门,去沐浴大自然的阳光雨露,及时增减衣服,促进汗液、尿液的畅达;调节自身体温、排除毒素和不断完善免疫功能。小儿腹痛的主要

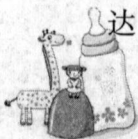

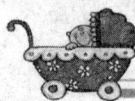

病变部位是胃肠,论治要抓住"通"和"化"两个字。通是畅通大便,化是促进消化。

①通便法。12小时内未排便的幼儿即可应用。用开塞露或甘油栓置小儿肛内深2～8厘米处,5～10分钟后即可排便。

②热敷法。用热毛巾或热水袋置于小儿脐腹部(温度适宜),此法主要用于小儿寒证。也可用宝宝一贴灵外用或服姜糖水。

③按摩法。用手掌按顺时针方向按揉小儿腹部,待肠鸣矢气(放屁)腹痛则缓。

④消导法。本方法用于消化不良(胃肠积滞也适用)的小儿,如正气丸,主要用于寒邪直中;保济丸,用于食滞胃肠;湿滞片用于健脾理气,化湿和胃。周岁小儿每次1片,每日2～3次。

(2)护理:遇到小儿剧烈腹痛,年轻父母不要过分紧张,首先的问题是先确认引起腹痛的原因。①胃肠痉挛引起的腹痛,可直抱宝宝或让其仰卧于父母的膝上,喂给适量的温开水;让宝宝在保暖的条件下入睡,醒来即可恢复正常。②腹痛剧烈时,可用温暖的手按摩孩子的腹部,腹部放置热水袋也可起到缓解作用。③蛔虫引起的小儿腹痛,也可在腹部轻轻地按摩,蛔虫会变得安稳,从而使腹痛得到缓解或消失。④若腹痛是由于急性炎症、梗阻或肠套叠所起引起,则不能采取按摩和热敷等方法处理。

30. 宜及时防治及护理婴儿轮状病毒肠胃炎

婴儿一到秋冬季节,常易发生上吐下泻的症状,这种情形大多是病毒在作怪,是一种叫做轮状病毒引起的肠胃炎。病毒性肠胃炎的症状大多先吐1～2天,后开始腹痛、腹泻。拉出来的大多是水便或软便,粪便里很少出现明显的黏液或血丝,而后者是另一类更危险的细菌性肠胃炎的特征,所以粪便的外观,是初步分辨肠胃炎病因的重要

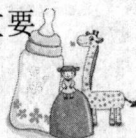

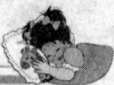

线索。轮状病毒感染性胃肠炎在临床上有三大特点,即发热、呕吐、腹泻。婴儿往往起病急,开始体温在 38℃～40℃,有咳嗽、流清鼻涕等症状,同时伴有频繁呕吐,吐出胃内容物和奶汁,随后 24 小时内开始出现腹泻,少则一天数次,多则数十次,大便稀薄,呈清水样或蛋花汤样,有时呈白色米汤样,多无特殊腥臭味。严重腹泻可引起脱水、酸中毒及电解质紊乱,促发营养不良,如不及时治疗,可发生低血容量性休克,进而危及生命。如果合理用药,一般病程在 5～8 天可完全治愈。

(1)防治:临床以对症支持治疗为主,抗生素无效。轻症给予口服补液盐,重症予以静脉补液并适时纠正酸中毒,以维持水、电解质、酸碱平衡。亦可给予止吐药(如吗丁啉、胃复安)、退热药(如对乙酰氨基酚、美林等)、保护肠黏膜药(如蒙脱石散剂)等,进行对症治疗。给予益生菌制剂培菲康、合生元、妈咪爱等,以扶植肠道正常菌群,抑制并清除肠道致病菌,激发机体免疫力。

(2)护理:轻型腹泻婴儿,应停止喂哺不易消化的食物和脂肪类食物。吐泻严重者,应暂时禁食,除严重呕吐外,一般不必禁水。禁食可使肠道溶质负荷降低,大便排泄量减少。但禁食时间不要过久,尤其是婴儿和营养不良的小儿,一般不超过 6～8 小时。母乳喂养者可适当限制哺乳次数或缩短每次哺乳时间,暂停辅食。吐泻好转后逐渐恢复正常饮食。人工喂养者可先给米汤、稀牛奶或脱脂奶等。

31. 宜及时防治及护理小儿疝气

小儿疝气有可能会在出生后数天、数月或数年后发生。通常在小孩哭闹、剧烈运动、大便干结时,在腹股沟处会有一突起块状肿物,有时会延伸至阴囊或阴唇部位。在平躺或用手按压时会自行消失。小儿患了腹股沟疝气首先影响到消化系统,从而出现下腹部坠胀、腹

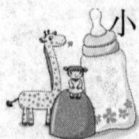

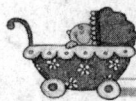

胀气、腹痛、便秘、吸收功能差、易疲劳和体质下降等症状。由于腹股沟部与泌尿生殖系统相邻,疝气的挤压可影响小儿生殖系统的正常发育。疝囊内的肠管或大网膜易受到挤压或碰撞引起炎性肿胀,致使疝气回纳困难,导致疝气嵌顿,可引起腹部剧痛,以及肠梗阻、肠管坏死等严重并发症。

(1)防治:手术是治疗小儿疝气最好的方法。一般皆以全身麻醉,采取高位结扎的方法,手术安全且时间不长。若有疝气发生,宜早日治疗,以免疝气囊内容物发生嵌顿,增加手术的困难与生命的危险。至于阴囊水肿,则可观察至小儿 1 岁,若无消失再行手术治疗。

(2)护理:①疝气患儿应尽量避免和减少哭闹、咳嗽、便秘、生气及剧烈运动等。②疝气患儿应注意休息,减少奔跑与久立、久蹲,疝气坠下时,可用手轻轻将疝气推回腹腔。③疝气患儿应适当增加营养,宜吃一些具有补气功效的食物,如扁豆、山药、鸡、蛋、鱼、肉等。④疝气术后的小儿要注意保护好伤口,不要让患儿将覆盖在伤口上的纱布抓掉。更不可因大小便污染到伤口,造成伤口感染、化脓。术后患儿阴囊可能会有不同程度的肿胀,一般2～3天时间就会消退,若肿胀不消和发硬,可能有淤血,要请医生检查一下。若肿胀和发硬不再发展了,淤血就会慢慢被吸收。有可能因为术后麻醉作用消失后患儿伤口会有不同程度的疼痛,应多哄一哄或转移患儿的注意力,尽量避免大哭大闹,要是哭闹不止,可注射或口服镇静药,让患儿安静入睡。手术后要让患儿侧身睡,用一块软的棉质尿布折成长条状夹在会阴部,如果右侧手术,应让患儿左侧卧位,以避免尿在纱布上而污染伤口。

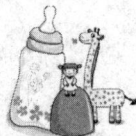

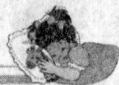

32. 宜及时防治及护理婴儿肠套叠

肠套叠是一段肠管套入其相连的肠管腔内,是婴儿急性肠梗阻中最常见的一种。80%的肠套叠发生于2岁以内的小儿,男性比女性多2~3倍。好发部位多由回肠末端套入宽大的盲肠腔内。发病与肠管口径不同、肠壁肿瘤、憩室病变、肠蠕动节律失调等因素有关。

(1)防治:临床上的典型3大症状有腹痛,果酱样血便和腹部包块。主要表现为阵发性腹痛,病儿表现阵发性哭闹,面色苍白,出汗,下肢屈曲,腹部翻挺,持续数分钟而突然安静。腹部可触及活动而压痛的肿块,肠梗阻症状明显。不典型者应与阑尾炎、肿瘤和其他类型肠梗阻相鉴别。钡剂造影可见套叠头端呈杯口状,若套叠发生时间较长,肠坏死或穿孔者则禁用此法检查。

诊断明确的早期肠套叠,可试用空气灌肠、腹外手法复位。已超过48小时不能复位者应考虑手术复位。复位困难者可行局部的肠切除肠吻合术。

(2)护理:①当婴儿出现阵发性的腹痛啼哭及呕吐时,或是婴儿解出果酱样血便,父母要立即带婴儿去医院检查。当然,其他疾病也可能出现这些症状,如肠胃炎、便秘等,未明确病因之前,不可轻易用止痛药,以免误诊。②注意婴儿饮食卫生,进食要定时定量,勿过食生冷、寒凉之品。注意保暖,保护腹部不要受凉。③按摩婴儿腹部,让婴儿仰卧,家长将手心搓热,置于婴儿腹部,顺时针方向揉摩2~5分钟,然后掌心对准脐部做腹部振颤按摩1分钟。经常按摩婴儿腹部可促进消化,强健肠胃功能。

33. 宜及时防治及护理婴儿先天性心脏病

先天性心脏病是胎儿时期心脏血管发育异常所致的心血管畸

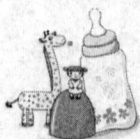

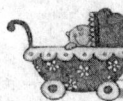

形,是小儿最常见的心脏病。其发病率约占出生婴儿的 0.8%,其中 60% 的婴儿 1 岁内死亡。发病可能与遗传尤其是染色体易位与畸变、宫内感染、大剂量放射性接触和药物等因素有关。

母亲在妊娠早期的感染,特别是病毒感染,可以影响胎儿心脏的发育,引起先天性心脏病,如比较确定的是母亲在妊娠的头 3 个月以内患风疹,可以引起胎儿的先天性心脏病,还可伴有其他畸形。母亲孕早期的感冒,特别是伴有发热的感冒,也与先天性心脏病有关。母亲在怀孕早期受外界有害因素的影响,发生染色体的畸变,也可引起先天性心脏病,如 21-三体综合征时常伴有室间隔缺损。某些先天性心脏病病人的家族中,先天性心脏病患儿的再出现率明显地比没有先天性心脏病的家庭多,因此考虑到与遗传因素有关系。还有母亲孕期的用药、母亲孕期的疾病等,都与先天性心脏病的发生有关,此外还有一些原因尚不清楚。

(1)防治:婴儿先天性心脏病,除个别小的室间隔缺损在 5 岁前有自愈的机会,绝大多数需手术治疗。临床上以心功能不全、发绀及发育不良等为主要表现。随着心血管医学的快速发展,许多常见的先天性心脏病可得到准确的诊断和合理的治疗,病死率已显著下降。先天性心脏病治疗方法有两种:手术治疗与介入治疗。

(2)护理:①让婴儿保持安静,避免过分哭闹,保证充足的睡眠。大些的婴儿生活要有规律,动静结合,既不能在外边到处乱跑,也不必整天躺在床上,晚上睡眠一定要保证,以减轻心脏负担。②心功能不全的婴儿往往出汗较多,需保持皮肤清洁,夏天勤洗澡,冬天用热毛巾擦身,勤换衣裤。多喂水,以保证足够的水分。③保持大便通畅,若大便干燥、排便困难时,过分用力会增加腹压,加重心脏的负担。④居室内空气流通,婴儿尽量避免到人多拥挤的公共场所,以减少呼吸道感染的机会。应随天气冷暖及时增减衣服,密切注意预防

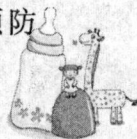

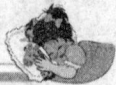

感冒。⑤定期去医院检查，严格遵照医嘱服药，尤其是强心、利尿药，由于其药理特性，必须绝对控制剂量，按时、按疗程服用，以确保疗效。每次服用强心药前，须测脉搏数，若心率过慢，应立即停服，以防药物毒性作用发生，危及婴儿生命。

34. 宜及时防治及护理婴儿病毒性脑炎

小儿病毒性脑炎通常是指由各种病毒引起的颅内急性炎症。若病变主要累及脑膜，临床表现为病毒性脑膜炎；若病变主要影响大脑实质，则以病毒性脑炎为临床特征；由于解剖上两者相邻，若脑膜和脑实质同时受累，则称病毒性脑膜脑炎。大多数病程为自限性。引起病毒性脑炎的病原体 80% 为肠道病毒，其次为虫媒病毒、腺病毒、腮腺炎病毒等。

小儿病毒性脑炎早期表现为发热、头痛、恶心、呕吐、嗜睡等，随着病情发展可出现喷射性呕吐、烦躁、抽搐，甚至昏迷等。通常病毒性脑炎的临床表现比脑膜炎严重。大多数婴儿因弥漫性大脑病变而主要表现为发热、反复惊厥发作、不同程度的意识障碍和颅内压增高症状。如果出现呼吸节律不规则或瞳孔不等大，要考虑颅内高压并发脑疝的可能性。部分婴儿有肢体瘫痪表现。如果病变主要累及额叶皮质底部、颞叶边缘系统，婴儿主要表现为精神情绪异常，如躁狂、幻觉、失语，以及定向力、计算力与记忆障碍等。以单纯疱疹病毒最严重。当病变累及锥体束时可出现阳性病理体征，极少数患者可能同时兼有上述多种类型表现。

（1）防治：小儿病毒性脑炎无特异性治疗，但由于病程呈自限性，急性期正确的支持与对症治疗，是保证病情顺利恢复、降低病死率和致残率的关键。怀疑本病时应及时到医院就诊，积极治疗。

（2）护理：①患儿应卧床休息，保持室内安静。②患儿应选择流

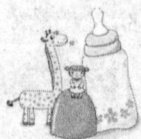

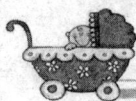

质饮食,如牛奶、豆浆、菜汤、米汤、米粥、麦片等。③能进食的患儿饭后用盐水漱口,不能进食的患儿每日口腔护理 2 次,保持口腔清洁、口唇湿润。④保持患儿呼吸道畅通,定时翻身拍背、吸痰,酌情给予雾化吸入。根据医嘱酌情应用呼吸兴奋药物,并给予氧气吸入,一般用鼻导管低流量给氧。⑤定时测量患儿体温、脉搏、血压,将患儿体温控制在 38℃ 左右为宜,一般每 4 小时测体温 1 次,必要时每 1～2 小时测 1 次。降低体温的首选措施为物理降温,冰袋降温,用装有冰水的冰袋置于患儿前额、颈部、腋下及腹股沟处,可迅速降低温度,应用时注意防止局部皮肤冻伤。可选择温水擦浴,将毛巾浸入 40℃ 左右的温水中,拧至半干,然后依次擦拭婴儿前额、颈部两侧、腋窝、腹股沟、前胸、后背部等处皮肤,严重高热时也可进行全身皮肤擦浴。可选择凉盐水灌肠,严重高热患儿可用凉水保留灌肠,一般可灌入 200～400 毫升等渗盐水,温度为 28℃～32℃,灌入后保留时间为 30 分钟。⑥抽搐患儿应有专人看护,严防抽搐时窒息发生,应保持呼吸道通畅,松开患儿领扣,侧卧位或平卧位,头偏向一侧,及时清除口鼻分泌物。可用竹筷包裹手帕置于口内上下磨牙之间,预防患儿自我咬伤舌唇。

35. 宜及时防治婴儿化脓性脑膜炎

化脓性脑膜炎是系各种化脓菌感染引起的脑膜炎症。通常急性起病,好发于婴幼儿。化脓性脑膜炎主要表现为发热、头痛、呕吐,易激惹、烦躁不安、嗜睡、抽搐,甚至昏迷。检查可见脑膜刺激征,如颈项强直、克氏征阳性、布氏征阳性等。小婴儿前囟饱满、张力增高,发生脑疝时可出现呼吸衰竭表现。血液检验显示白细胞计数及中性粒细胞增加,脑脊液压力升高,外观浑浊或呈脓性,细胞数显著升高。脑 B 型超声波检查、CT 检查有助于并发症的诊断。

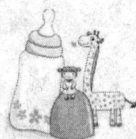

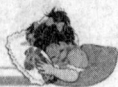

（1）患儿年龄对抗生素的选择有一定的指导意义：如年长婴儿患流感杆菌脑膜炎较少，新生儿化脓性脑膜炎大多数是肠道革兰阴性杆菌感染。一般主张用氨基糖苷类药物及青霉素，因庆大霉素、丁胺卡那霉素对肠道革兰阴性杆菌有效，而青霉素对链球菌、肺炎链球菌、脑膜炎双球菌均有效。也可选用氨苄青霉素这一广谱抗生素代替青霉素，耐药菌株可用氨苄青霉素加头孢氨噻肟。新生儿尤其未成熟儿一般不用氯霉素，因其肝、肾发育尚未成熟，对氯霉素的代谢功能尚不健全，易引起中毒，表现为"灰婴综合征"，甚至休克、死亡。

（2）保证药物在脑脊液中达到有效浓度：首先应选用易于透过血脑屏障的药物，使脑脊液中抗生素浓度超过抑菌浓度 10 倍以上。并注意给药方法及用药剂量。脑膜通透性随病情好转逐渐恢复正常，因而继续进入脑脊液的药量亦随之减少。为保证治疗效果，需大剂量由静脉给药，直到疗程结束，不可中途减量及改变给药方法。

36. 宜及时防治及护理婴儿癫痫

小儿癫痫俗称"羊角风"，是小儿神经系统的常见疾病，我国目前有 800 万～900 万患者，其中半数以上发生于小儿时期。癫痫不仅仅表现为肢体抽搐，还会表现出其他多种类型的发作症状，如感觉障碍、精神障碍或不同程度的意识障碍，可以说任何发作性症状都可能是癫痫。

（1）防治：小儿癫痫无论出现哪种发作形式，都应及时到正规医院就诊，根据需要进行脑电图检查，明确诊断。①抗癫痫治疗。不同类型的癫痫治疗和预后不同，没有一种药物能治疗所有类型癫痫。目前最常选用的药物包括传统抗癫痫药中的卡马西平、丙戊酸钠等，新型抗癫痫药，如拉莫三嗪、托吡酯、奥卡西平等，这些抗癫痫药物比

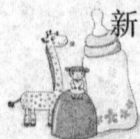

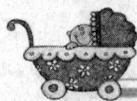

苯妥英钠、苯巴比妥等老药安全性好,不良反应小,是癫痫患者较理想的选择。癫痫的治疗主张单药治疗,从小剂量开始,如单药无效,可考虑加用或换用另一种抗癫痫药。如确实认为一种药物对该患儿无效或不良反应过大,需更换另一种药物时,须逐渐替换。②对症治疗。急性发作时,迅速将患儿置于平卧位,头部偏向一侧,解开衣扣,防止咬伤唇舌,保持呼吸道通畅,并给予氧气吸入,适量应用地西泮(安定),缓慢静脉注射。

(2)护理:①许多家长怕长期用药对婴儿身体有损害,一见病情缓解,就自行停药,结果导致病情反复并加重。其实,治疗癫痫的药物并不会影响婴儿的发育。如不继续治疗,不仅会发作更频繁,还会严重损害高级神经精神功能,出现智力、运动障碍或情感异常等。②婴儿用药期间,需定期到医院复查,定期检查血常规、肝功能、肾功能。③合理安排婴儿的生活,保证充分的休息;饮食不过量,忌食辛辣、咖啡及海鲜发物。饮水勿过多,避免睡眠不足及情绪波动。④婴儿在服药期间不能单独外出,以防止交通事故发生。禁止单独游泳及攀高,防止坠床或摔伤。癫痫发作时禁止强行服药或进水,避免用强力阻止婴儿抽动,以免发生骨折和其他意外。⑤家长要留心观察,摸索规律,注意避免促成婴儿发作的原因,如过度疲劳、情绪激动、睡眠不足、进食过量、高声、强光、感冒等。尤其是婴儿,高热抽搐的小儿转为癫痫的比例大致为 25%。因此,婴儿出现高热应及时就诊。⑥抗癫痫药一般都有不良反应,如嗜睡或兴奋,共济失调及智能减弱等。为了掌握最佳用量及判断疗效,需定期到医院复查,做药物血浓度监测,以指导治疗。

37. 宜及时防治及护理婴儿隐睾症

隐睾症指的是婴儿出生 2 个月以后,双侧或单侧睾丸没有下降到

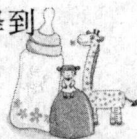

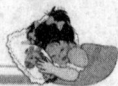

阴囊内的一种畸形状态。隐睾症分真性隐睾和假性隐睾两种。假性隐睾是指在阴囊内摸不到睾丸,但阴囊上方或腹股沟部可摸到睾丸。真性隐睾不但在阴囊内摸不到睾丸,就是在阴囊上部或腹股沟处也摸不到睾丸,其位置过高,常位于腹腔内。

(1)防治:①内分泌治疗。若隐睾患者血清中睾酮和促黄体生成素水平较低,用绒毛膜促性腺激素(HCG)治疗后出现血清睾酮上升,表明睾丸间质细胞对 HCG 反应敏感,则睾丸下降机会最大。②腹腔镜检查与治疗。腹腔镜可以诊断腹股沟管和腹内高位隐睾,且精确性高,近年来被广泛应用于隐睾症的诊断与治疗,其操作方法简单,时间短,便于探查、手术同时进行。③手术治疗。一般选择在 6 岁以前的小儿行睾丸固定术。手术目的是松解精索,在减小张力的条件下将睾丸置入阴囊。缝线两侧从阴囊最低处穿出皮肤,用胶布固定在股内侧,牵引 1 周。术后由于局部炎症反应、渗血和组织渗出,阴囊可出现红肿或痛性的硬质包块,应向家长充分解释,减少顾虑,术后过早下地活动易造成阴囊内渗出增加,因此忌过早下地活动,由于渗出与血肿易引起细菌生长,因此应使用抗生素预防感染,必要时加强引流以减少感染的发生。

(2)护理:患儿术后应平卧位10~14天,患侧下肢外展位,避免增加腹压,影响手术部位的愈合,可取半卧位,膝下应垫一软枕,以松弛腹肌,减轻腹部张力,卧床时勿屈曲髋关节,以免睾丸牵引松弛致睾丸退缩。保持会阴部伤口敷料清洁干燥,防止切口感染,伤口疼痛剧烈时,可用深呼吸、呵气等方法减轻疼痛,无效时可适量给予镇痛药。

38.宜及时防治及护理小儿弱视

弱视是指眼球无器质性病变,而戴上矫正视力的眼镜后仍达不到正常的视力而言。弱视是危害性较大的小儿眼病,不仅影响小儿

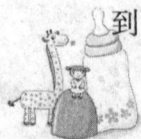

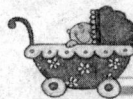

视力,更重要的是影响小儿双眼同看一物体时不能产生完整的立体感,致使许多精细的操作或需要有正常立体视觉的工作无法完成。当家长观察到小儿常侧着头或凑到很近才能看东西时,应请医生检查其视力,若确诊为弱视,应及早治疗,学龄前是治疗弱视的最好时机。小儿弱视的种类有:先天性弱视、斜视性弱视、屈光参差性弱视、屈光不正性弱视、形觉剥夺性弱视等。

(1)防治:治疗小儿弱视的方法很多,除了配戴矫正眼镜外,还有遮盖健眼法、后像疗法、红色胶片滤光法、压抑疗法、视觉刺激疗法等,眼科医生可根据小儿弱视情况,选用其中一种,指导家长负责执行。这些方法原则上是遮盖健眼,训练弱视眼,使其提高和恢复视力。这些方法对斜视性、屈光参差性、屈光不正等弱视疗效较好,绝大多数可以改变弱视状况。至于先天性弱视,可能是由于婴儿出生时视网膜或视神经通路出血,影响了视功能的发育而形成,一般来说预后较差。对于形觉剥夺性弱视,最后的防治方法是及时治疗小儿的角膜炎、先天性白内障及矫正上睑下垂等。

(2)护理:①以贴布遮盖好的眼睛,强迫多使用弱视眼。遮盖的方式与时间,应依医师指示,依其年龄与弱视的情况而决定,遮盖时要注意活动与交通的安全。②利用特殊设计的弱视训练仪,依据小儿的年龄、智力、视力情况,以粗细线条的转盘,配合小儿感兴趣的图案,每周加以训练。③以珠子、扣子穿洞方式,或描图、刺绣及特殊电子游乐器等方式,刺激弱视眼之精细目力的使用。④3~6岁的小儿弱视接受治疗,恢复正常视力的几率最高。6~9岁的小儿还有机会。9岁以上,因视力发育已定型,治疗效果差。⑤多吃对眼睛有好处的食物。含钙食物:虾、海带、大豆、蔬菜、牛奶、花生、橘、橙和蛋黄等。含维生素A的食物:猪肝、鸡肝、蛋黄、牛奶、羊奶等。含核黄素的食物:牛奶、干酪、瘦肉、蛋类、酵母和扁豆等。含B族维生素、维生素C

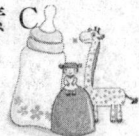

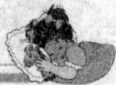

的食物：鲜枣、柑橘、西红柿、马铃薯、肉类、动物肝肾和乳类。含锌的食物：牡蛎、牛肉、牛肝、猪肉、蛋类、花生、核桃、土豆、黄瓜、胡萝卜、西红柿、苹果等。

39.宜及时护理新生儿结膜炎

有的孩子出生后不久，双眼出现很多黄白色分泌物，有人认为这是孩子"火大"的缘故，于是采取了降低室内温度，减少婴儿的包被、衣着等，甚至对新生儿最好的喂养方式——母乳也有了怀疑。实际上，这是由于新生儿眼部发生了感染。

因为新生儿的免疫能力低下，也就是对病原菌的抵抗力较弱，甚至那些对成年人和儿童不会致病的细菌也可引起新生儿感染。同时由于新生儿的眼泪少，病原菌很易在眼部繁殖而产生炎症。当新生儿出生时，眼部很易经产道病原菌污染而发病，比如有患淋病的孕妇，经产道分娩时极易使新生儿感染，使新生儿患淋病性眼病。此外，出生不久的婴儿也可被不洁的手巾、手帕所传染。

（1）每次清除婴儿眼部分泌物时，切记要先用流动的清水将手洗净。

（2）将消毒棉签在温开水中浸湿，轻轻擦洗婴儿眼部的分泌物。一次用一个棉球，直到擦干净为止。

（3）用抗生素眼药水滴眼。妈妈手持眼药瓶，将药水滴入婴儿的外眼角，不要滴在黑眼珠上或让药瓶口碰触眼睫毛，瓶口离眼要保持2厘米，每次2～3滴即可。滴后松开手指，用拇指和食指轻轻提上眼皮，以防药水流进鼻腔。若双眼均需滴药，应先滴病变轻的一侧，然后再滴较重侧，中间最好间隔3～5分钟。

（4）对婴儿用过的物品，特别是毛巾、手帕要进行消毒。

（5）如果婴儿眼部红肿明显，脓性分泌物过多及白眼球（即球结

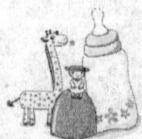

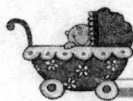

膜)充血,一定要及时去眼科诊治,不得延误。

40. 宜及时防治及护理婴儿麦粒肿

麦粒肿是指睑板腺或睫毛毛囊周围的皮脂腺受葡萄球菌感染所引起的急性化脓性炎症。以局部红肿、疼痛,出现硬结及黄色脓点为主要临床表现。小儿由于卫生习惯差,尤其易患此病。

(1)防治:麦粒肿早期可热敷,每日3次,以促进血液及淋巴循环,消散肿物,一旦脓肿局限化可切开排脓,以减少婴儿的疼痛,并可缩短疗程。出现脓肿千万不要用手挤压或用没有消过毒的针去挑,因为面部有丰富的淋巴管和血管网,直接和颅内的血管相通,再加上面部的静脉无瓣膜,挤压后炎症易向颅内扩散,可引起后果严重的海绵窦炎或脑膜炎等。重症者可全身及局部抗生素治疗,可促进炎症的消失,局部可点眼药,晚上入睡前涂消炎眼膏。

(2)护理:①如果婴儿反复发生或出现多发性麦粒肿,应当到医院做全面检查,尽快查明病因以便根治。因为结膜炎、睑缘腺炎都可成为麦粒肿的重要诱因。在麦粒肿刚起来时,可用干净的热毛巾湿敷,每次15分钟,每日3次。②当脓肿成熟时,小脓肿自行破溃后,可用消毒纱布拭去脓液。大的脓肿需要到医院切开排脓。出脓后再涂上抗生素眼药水或眼膏。

41. 宜及时防治及护理婴儿疱疹性口腔炎

婴儿疱疹性口腔炎由疱疹病毒引起,在牙龈、颊黏膜、舌及上腭、咽部出现小疱疹,疱疹溃破后成为溃疡,上有淡黄色的分泌物覆盖,旁边有一圈红晕。婴儿疱疹性口腔炎主要表现为发热,口腔黏膜出现单个或成簇的小疱疹,直径2~3毫米,周围有红晕,破溃后形成溃

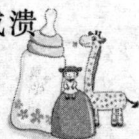

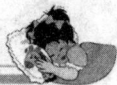

疡,有黄白色纤维素性分泌物覆盖,多个溃疡可融合,有时累及软腭、舌和咽部。在口角和唇周皮肤亦常发生疱疹、疼痛、拒食、流涎、烦躁,颌下淋巴结常肿大。体温在 3～5 日后恢复正常,病程 1～2 周。局部淋巴结肿大可持续 2～3 周。其护理如下:

(1)保持婴儿口腔清洁,缓解疼痛。溃疡疼痛严重的患儿,可局部止痛,保证婴儿充分哺乳,以满足其热能和水分。

(2)为预防继发感染,可涂 2.5%～5% 金霉素鱼肝油。食物以微温或凉的流质为宜,发热时可用退热药,婴儿有继发感染时可用抗生素。

(3)治疗疱疹性口腔炎主要是控制感染,可口服板蓝根冲剂,适当补充 B 族维生素。

(4)饮食以清淡、易消化为宜。婴儿进奶后要饮少许温开水冲洗口腔,避免使用刺激性或腐蚀性药物,多给婴儿饮水,多吃富含 B 族维生素和维生素 C 的果汁或水果,如柠檬汁、猕猴桃、苹果、生梨、番茄等。多吃有清热解毒功效的蔬菜,如荠菜、白菜、马兰头等。忌食鱼腥及辛辣食物。

42. 宜及时防治及护理婴儿急性喉炎

婴儿急性喉炎,为喉部黏膜的急性弥漫性炎症,常见于 6 个月至 3 岁的婴儿。由于婴儿喉部的解剖特点,喉腔狭小,喉软骨柔软,会厌软骨舌面、杓状软骨、杓状会厌襞、室带和声门下区黏膜下组织松弛,黏膜淋巴管丰富,发炎后易肿胀发生喉阻塞。婴儿咳嗽功能不强,不易排出喉部及下呼吸道分泌物,更使呼吸困难加重。因此,婴儿急性喉炎的病情常比成年人严重,若不及时诊治,可危及生命。本病起病较急,多有发热、声嘶、咳嗽等。初起声嘶多不严重,哭闹时有喘声,继而炎症侵及声门下区,则成"空、空"样咳嗽声,夜里症状加重。病

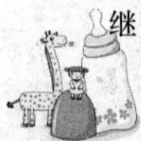

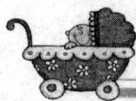

情较重者可出现吸气性喉喘鸣,吸气期呼吸困难,胸骨上窝、锁骨上窝、肋间及上腹部软组织吸气期内陷等喉阻塞症状。病情严重患儿口鼻周围发绀或苍白,指/趾发绀,有不同程度的烦躁不安,出汗。如不及时治疗,则面色苍白、呼吸无力、循环呼吸衰竭、昏迷、抽搐,甚至死亡。

(1)防治:①急性喉炎最主要的治疗是声带休息,尽量让患儿安静休息,减少哭闹,以免加重呼吸困难。②病毒感染引起者可给予抗病毒治疗,由细菌感染引起者可给予抗生素治疗。③重度喉阻塞或经药物治疗后喉阻塞症状未缓解者,应及时做气管切开术。

(2)护理:①加强身体锻炼,增强体质预防上呼吸道感染。②保持室内空气新鲜,干燥季节应保持适宜湿度,室温以 18℃ 为宜,定时通风,但要注意婴儿保暖,防止受凉,避免冷空气刺激加重病情。③加强营养,给予易消化的半流饮食,多饮水,增强抗病能力。④应让婴儿平卧或半卧位,注意观察呼吸、心率等情况,发现异常及时处理。如发现呼吸急促、烦躁不安、大汗淋漓、面色苍白、口唇发绀等异常情况,应立即去医院就诊。

43. 宜及时防治及护理婴儿鹅口疮

婴儿口腔两侧黏膜或舌头上有时会出现状似奶块的白色片状物,而且不易去除。这是一种真菌(白色念珠菌)引起的口腔黏膜感染性疾患,医学上称为鹅口疮。

鹅口疮多见于新生儿及慢性腹泻、营养不良的婴儿,或长期使用抗生素、糖皮质激素的婴儿,以及奶嘴、食具不卫生,真菌侵入口腔黏膜而引起。这些婴儿机体抵抗力普遍较差,如果口腔护理不当,白色念珠菌容易入侵并大量繁衍。

(1)防治:①局部用药。鹅口疮比较容易治疗,可用制霉菌素研

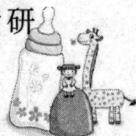

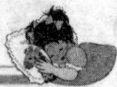

成末与鱼肝油滴剂调匀,涂搽在创面上,每 4 小时用药 1 次。②症状严重的孩子也可口服一些抗真菌的药物,如制霉菌素或克霉唑等,进行综合治疗。用棉签蘸些制霉菌素溶液(每 10 毫升冷开水中含 20 万单位制霉菌素)搽在婴儿口腔患处,或用 1‰甲紫涂口腔;或用 2‰~3‰碳酸氢钠(小苏打)溶液清洗婴儿口腔;或涂些冰硼散或硼砂甘油。以上药物每日可涂 3~4 次。

吃奶后用 1‰甲紫溶液滴于婴儿的舌下,让其舌头活动而转涂到整个口腔。一般每日滴 2~3 次,同时补充复合维生素 B 和维生素 C,每日 2 次,每次 1 片,压碎成粉,加水溶解后喂给婴儿。

(2)护理:①做好婴儿的口腔护理,鼓励多饮水,保持口腔黏膜湿润和清洁。②局部涂药后不可马上漱口、饮水或进食。③供给以高热能、高蛋白、含丰富维生素的流质或半流质,食物宜微温或放凉后进食,同时应避免摄入刺激性食物和酸性饮料。④婴儿食具做到专用,使用的食具应煮沸消毒或高压灭菌消毒。⑤纠正婴儿吮指习惯。婴儿不会刷牙,可令其食后饮少量水,以达到漱口目的。

44. 宜及时防治及护理小儿急性化脓性中耳炎

小儿的急性化脓性中耳炎是小儿耳鼻喉科最常见的疾病之一。一般来说,化脓性中耳炎是由于流感杆菌、肺双球菌等感染而引起的中耳化脓性病变。病初,小儿多有呼吸道感染的表现,如流鼻涕、咳嗽等,而且突发耳部剧烈疼痛,随着炎症的发展中耳腔会有渗出液,当鼓膜尚未穿孔时疼痛就更严重,可以是一跳一跳的痛——这就是所谓搏动性疼痛,有些大孩子还可以诉说出听不清、耳堵等不适症状,而一些小儿则有全身性的表现,如发热、呕吐,甚至惊厥的表现,一旦鼓膜发生穿孔,耳内就会有脓液流出,一般为黄色的、黏性分泌物,经过抗炎治疗后,脓液排出,鼓膜穿孔会逐渐修复。小儿耳部解

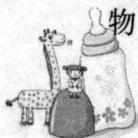

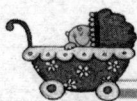

剖结构尚未发育完善,尤其是连接中耳和咽部的咽鼓管,不仅仅是一个连接的导管,还具有调节中耳腔的压力、引流中耳分泌物的功能。小儿的咽鼓管和成年人有很大的区别,在形态上不像成年人的咽鼓管长而成角,而是短、宽、平,而且位置低。小儿患呼吸道感染时,致病菌就非常容易通过咽鼓管进入到中耳,引起化脓性中耳炎。小儿抵抗力低,免疫力差,容易患各种各样的呼吸道疾病,这样也就很容易因呼吸道感染诱发中耳炎。小儿的中耳黏膜上的黏液层缺少一种叫做溶菌酶的物质,这种溶菌酶可以破坏并杀灭细菌。如果缺少这种酶,其杀菌的能力就会降低,因此当感染后就易引起中耳炎。小儿中耳组织比较娇嫩,血管和淋巴组织丰富,一旦发生感染就容易引起充血、水肿和组织坏死,使得感染加重,同时造成咽鼓管堵塞,影响中耳腔的压力,使中耳分泌物引流不畅,容易造成感染加重。小儿缺乏保护耳朵的知识,当游泳、跳水时,如出现呛水,不干净的水就有可能经咽鼓管进入中耳腔,引起感染,导致中耳炎的发生。

(1)防治:①及时去医院就诊,应用适量广谱抗生素,疗程一般7～10天。②可局部畅通引流和中耳应用消炎药。使用抗生素无效者,应行鼓膜切开术。③耳痛明显者,可适当应用镇痛或镇静药物。发热者,给予物理降温,酌情给予解热药物。④积极治疗鼻部及咽部慢性疾病,如腺样体肥大、慢性鼻窦炎、慢性扁桃体炎等。⑤炎症完全消退后,鼓膜穿孔多能自行愈合,遗留干性穿孔者再行鼓膜修补术。

(2)护理:①患儿宜安静休息,减少活动,穿孔后患侧卧位,以利于脓液顺利排出。流脓时及时清洁外耳道,但不能重拭重擦。②患儿宜吃流食或半流食,如米汤、烂面片、米粥、豆浆、牛奶等,以免因咀嚼而致疼痛。多饮白开水或果汁。当鼓膜穿孔耳痛减轻后,可逐步恢复正常饮食。③高热时可给予物理降温,如将冰袋置于患儿的前

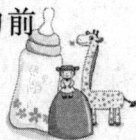

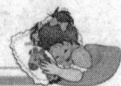

额、颈部两侧、腋下及腹股沟,可较快降低体温。可用 30%～40% 酒精依次擦拭或将毛巾浸入 40℃ 左右的温水中,拧至半干,擦拭患儿降温。④在患儿鼓膜没有愈合之前,应避免污水进入耳道。⑤爱哭的婴儿,睡在床上要防止泪水流入耳内。常常感冒的小儿,不要用力擤鼻,以免影响耳咽管。

45. 宜及时防治婴儿鼻窦炎

婴儿如果经常发生头痛,单侧或双侧鼻塞,多流黏脓鼻涕,而且注意力不集中,不爱吃东西,当家长的这时要提高警惕了。要知道,这并不是婴儿患感冒未好,而是患了鼻窦炎。

鼻窦是围绕鼻腔周围骨骼里左右对称的空洞,共有 4 对,既上颌窦、额窦、筛窦、蝶窦。每一对鼻窦都有向鼻腔内开的口叫窦口,细小的窦口极易因鼻腔异物或炎症变得更加狭小或被阻塞,因而影响鼻窦的通气和引流。

感冒是引起婴儿鼻窦炎的最主要的原因。鼻异物的存在妨碍了鼻窦内分泌物的引流,也会引起鼻窦炎。如果婴儿有龋齿,又没及时治疗,致使牙根发炎,可以诱发接近牙根的上颌窦发炎。鼻窦炎可分为急性和慢性两类。

(1)急性鼻窦炎的婴儿患感冒 1 周后,本应逐渐痊愈,但这时鼻涕反而增多,且多是脓涕,甚至还有点臭味,仍然发热、头痛、鼻塞,还不爱进食。急性鼻窦炎治疗方法通常为应用抗生素抗感染,用麻黄素之类的药剂滴鼻以促进鼻腔分泌物的引流,有时医生还会采取某些理疗、穿刺冲洗、置换抽吸等措施。

(2)慢性鼻窦炎多半是由于将急性鼻窦炎误认为感冒而延误治疗造成的。流黄鼻涕、鼻塞,经常头痛、精神不振、记忆力差是患慢性鼻窦炎的典型表现。婴儿慢性鼻窦炎治疗方法很多,常用的有药物

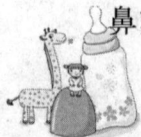

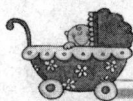

治疗、手术治疗和中医中药治疗。药物治疗方法包括鼻用血管收缩药、黏液促排药和中药等。手术方法包括简单的穿刺冲洗、内镜鼻腔鼻窦手术和各种传统的根治性手术等。

46. 宜及时防治及护理婴儿外阴炎

婴儿外阴炎是指婴儿时期外阴受到细菌感染而发生的一种炎症。女婴出生后15天内,由于体内存在雌激素,它使子宫腺体及阴道上皮有明显的雌激素影响,阴道里会有少量的白色黏稠的分泌物流出来,有时还可以看到少量的血性分泌物流出来,这些都是正常现象。随着体内雌激素逐渐被排泄干净,阴道上皮失去雌激素的影响,阴道黏膜变薄,阴道分泌物明显减少,它的酸碱度变为中性或碱性。这些就是新生儿期生理特点。女婴在出生时,阴道没有细菌,约12小时后,阴道内就可以查到革兰阳性球菌,约3天以后,细菌群全部由阴道杆菌组成,在15天左右,阴道杆菌被分解,细菌群内可混有各种细菌。

婴儿穿开裆裤,外阴又靠近肛门,如果不注意清洁,外阴很容易受到细菌感染而发炎。婴儿尿布如果不及时更换,大小便刺激外阴,更容易引起外阴感染。少数婴儿的外阴炎是因为阴道异物引起的。引起外阴炎的细菌大多数为化脓性细菌,如葡萄球菌、链球菌、大肠杆菌等。

(1)防治:①急性期可给予婴儿娇妍洁阴洗液,每日坐浴2~3次,坐浴后用布擦干阴部,涂以抗生素软膏,如红霉素或金霉素软膏;瘙痒明显者,也可涂氢化可的松软膏。②针对病原体选择相应的口服抗生素治疗,或用吸管将抗生素溶液滴入阴道。③有蛲虫者,给予驱虫治疗。④婴儿小阴唇已形成粘连,但尚疏松不甚紧密的,可清洗外阴后,用手指对称向下向外轻轻分离,分离后的创面每天涂搽抗生素

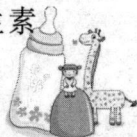

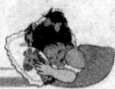

软膏或 40％紫草油,防止再粘连,直至上皮长好为止。

(2)护理:①要养成经常清洗外阴的习惯,保持婴儿外阴干燥清洁,勤换内裤。②婴儿使用尿布,应选择纯棉的,它柔软、透气好。不出门的时候最好不用尿不湿。大小便后及时更换尿布,特别是女婴应坚持每日清洗外阴 1～2 次,轻轻拭干阴唇及皮肤皱褶处。擦洗时要注意自上而下拭净尿道口、阴道口及肛门周围。婴儿皮肤如有皲裂,应涂搽无刺激性的油膏,在外阴及腹股沟处薄而均匀地扑上爽身粉,以保持干燥。扑粉忌过多,以免粉剂进入阴道,形成小团块而引起刺激。③进入小儿期,一般小女孩不再经常睡在床上或童车中,而多是走动玩耍,常随意坐在地板或地毯上,此时污物、尘土、甚至小虫子容易污染刺激外阴。骑小自行车,或坐在硬物上容易损伤外阴。因此家长要多加注意,尽量不让婴儿在地板上坐卧,尽早穿闭裆裤,不穿紧身裤、化纤的高筒袜。不能忽视大小便后的清洁,特别是女婴小便后,应用柔软卫生纸擦拭尿道口及其周围,并注意小便的姿势,避免由前向后流入阴道。大便后应用清洁的卫生纸,由前方向后方擦拭,以免将粪渣拭进阴道内。此外,婴儿的浴盆、毛巾等要固定专人专用,避免与大人交叉感染。

47. 宜及时防治及护理婴儿尿布皮炎

尿布皮炎,又称尿布红斑及婴儿臀部红斑,是发生在尿布遮盖部位的局限性皮炎。其主要原因是尿布区皮肤长时期受尿液、粪便或尿布上残留的洗涤剂刺激,加上不透气的尿布包裹。多发生于 1～4 个月的新生儿及婴儿,皮损局限于阴囊、会阴、大腿内侧、臀部及外阴等处,甚至下腹、腰骶部,损害初时为稍带水肿性的鲜红色斑,压之褪色;出现丘疹、丘疱疹或小水疱;严重时可糜烂渗液或浅溃疡,并可继发细菌和念珠菌感染。

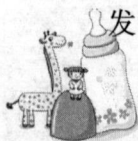

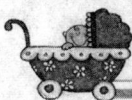

(1)防治：①婴儿出现尿布皮炎后,勿用热水及肥皂洗。可用马齿苋煎水,轻洗患处。破溃明显的患儿,按急性皮炎处理。②局部可用红外线照射、外用霜剂等。有细菌感染的婴儿可外用抗生素软膏等。

(2)护理：①婴儿勤换尿布,及时清洁局部皮肤,保持干燥,选用吸水性强的纯棉尿布,夏天尽量不给婴儿用一次性尿布,不用橡胶类或塑料类尿布,不用刺激性的洗涤剂。②每次更换尿布时,用温开水洗净婴儿外阴部,涂点植物油,再包上干净尿布。③用过的尿布,必须用肥皂及时洗净,并用开水煮,以去除尿酸,晒干备用。④婴儿患尿布皮炎后,切忌用热水洗来给婴儿止痒,可涂些锌氧油,过些天即可痊愈。

48. 宜及时防治及护理婴儿湿疹

婴儿湿疹是一种常见的、由内外因素引起的过敏性皮肤炎症。皮损是以丘疱疹为主的多形性损害,有渗出倾向,反复发作,急、慢性期更迭交替,伴剧烈瘙痒,病因常常难以确定。婴儿湿疹多发于2岁以下肥胖或过敏体质者。发病大多在出生后1～3个月,6个月以后逐渐减轻,1～2岁以后大多数可逐渐自愈。皮疹多见于头面部,如额部、双颊、头顶部,以后逐渐蔓延至颏、颈、肩、背、臀、四肢,甚至可以泛发全身。初起时为散发或群集的小红丘疹或红斑,逐渐增多,并可见小水疱,黄白色鳞屑及痂皮,可有渗出、糜烂及继发感染。婴儿烦躁不安,夜间哭闹,影响睡眠。

(1)防治：①避免给婴儿喂哺过量的食物以保持正常的消化。如疑牛奶过敏,可较久煮沸,使其蛋白变性,可以减少致敏物。如疑蛋白过敏,单给蛋黄,或由少量蛋白开始,逐渐加量。喂奶的母亲可暂停吃鸡蛋。②药物治疗,如抗组胺类药物及糖皮质激素,都能很快控

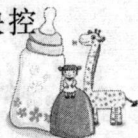

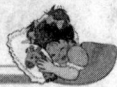

制症状,但停药后易复发,不能根治,且长期应用后有依赖性和各种不良反应,故应酌情慎用。抗生素仅用于继发局部或淋巴结的感染、白细胞计数增高和体温增高的患儿。

(2)护理:①室内温度适宜,通风良好,清洁卫生。婴儿衣服应宽大、松软、清洁,不要穿羊毛织物或尼龙类衣服,以棉织品为好。②婴儿尽量母乳喂养,乳母应少吃鱼汤、鲜虾、螃蟹等含蛋白质高的水产品,多吃蔬菜、水果、豆制品、禽肉类食物。如用牛奶喂养,煮沸时间应适当延长,适当给婴儿增加新鲜果汁、水果、蔬菜等。③婴儿忌洗澡过多,禁用肥皂或热水烫洗。婴儿入睡后可用浸2%硼酸水的湿纱布湿敷患部。剪短婴儿指甲或睡觉时戴上小手套,以免抓破皮肤。如果因搔抓后发生感染,局部给予适当处理。④婴儿的皮肤比较柔嫩,抵抗力较差,要保持局部清洁,避免感染,渗水结痂时,应用植物油轻轻涂擦,不要强行把痂皮剥下。⑤适当隔离,防止婴儿与有其他化脓性皮肤病的患者接触,以免交叉感染。⑥尽量不让婴儿哭闹,哭闹时可抱婴儿到阴凉处,或给予玩具以分散注意力。⑦婴儿湿疹发作期间,不要种牛痘(天花已消失,现已不种牛痘),也不要与有单纯疱疹的人接触,以免发生疱痘。

49. 宜及时防治及护理婴儿维生素 A 缺乏病

维生素 A 是维持一切上皮组织健康所必需的物质,其中以眼、呼吸道、消化道、尿道及生殖系统等上皮受其影响最显著。维生素 A 缺乏时,上皮干燥、增生及脱屑。维生素 A 促进生长发育,当它缺乏时生殖功能衰退,骨骼生长不良,生长发育受阻。此外,维生素 A 是构成视觉细胞内感光物质的成分,维生素 A 缺乏时,对弱光敏感度降低,暗适应障碍,重症者产生夜盲。小儿维生素 A 缺乏病主要表现为婴儿暗光中视物不清或夜盲,严重时可发生角膜溃疡、穿孔,甚至虹

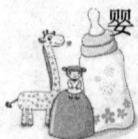

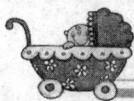

膜和晶体脱出、失明,多数双侧同时发病。发育落后,易患呼吸道及消化道感染性疾病,易迁延不愈。检查可见皮肤干燥、角化,汗腺减少,触摸时有触沙样感觉,以四肢伸面、肩部明显。毛发干燥,失去光泽,易脱落。指甲多纹易折裂。牙釉质发育差、无光泽,易发生龋齿。

(1)防治:轻症患儿可给予口服维生素 A,如浓缩鱼肝油丸、贝特令软胶囊等。重症或消化吸收障碍患儿,可深部肌内注射维生素 AD油剂,每日需要量婴儿为 450～700 微克(1 500～2 000 单位)。眼部症状消失后改为预防剂量。治疗后,夜盲改善最快,数小时即可见效,干眼病及角膜病可迅速好转,皮肤角化消除较慢,需 1～2 个月方能恢复健康。重症患儿应及时到医院就诊,预防严重并发症的发生。如果婴儿能够正常饮食,不偏食,一般不会引起维生素 A 缺乏。如果出现维生素 A 缺乏症,应在医师的指导下使用维生素 A 治疗。

(2)护理:①夜间光线较暗,需注意婴儿安全,夜间行走应有家人带领。②患有消化不良等慢性消耗性疾病的患儿应补充维生素 A,多进食牛乳、动物肝脏、胡萝卜、橘子等食物。③注意眼睛局部清洁卫生,可适当给予抗生素眼药水或眼膏治疗,每日 3～4 次。

50. 宜及时防治及护理婴儿维生素 B_1 缺乏病

维生素 B_1 缺乏,又称脚气病。维生素 B_1 在体内为重要生物催化剂,以辅酶形式参与系统活动,尤其在糖类氧化热能过程中起重要作用。

婴儿体内维生素 B_1 缺乏时可表现为:胃口不佳,呕吐,轻泻或便秘;烦躁不安,夜间啼哭,声音嘶哑,面色苍白,吃奶呛咳,嗜睡,眼睑下垂,两眼发呆,全身乏力;心脏增大,心率增快,气促,口唇发绀和水肿。

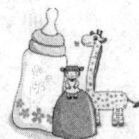

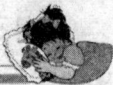

（1）防治：①应同时给患儿及乳母维生素 B_1 治疗。轻症小儿每日 15～30 毫克，乳母每日 60 毫克，均分 3 次口服。重症或消化道功能紊乱者，肌内注射或静脉注射维生素 B_1，每日 50～100 毫克，应避免用葡萄糖液稀释，以免血中丙酮酸及乳酸含量增高，加重病情。②患儿一般治疗 2～3 日后症状明显好转或消失，仍需继续口服维生素 B_1，每日 5～10 毫克，一个月为 1 个疗程。因血中丙酮酸、乳酸增加，故纠正酸中毒也很重要。③本病常伴有其他 B 族维生素缺乏，应同时给予适当补充。由于糖皮质激素能对抗维生素 B_1 作用，过量叶酸及烟酸能影响维生素 B_1 磷酸化作用，故在治疗时应予以注意。

（2）护理：①母乳喂养婴儿，乳母应多进食富含维生素 B_1 的食物，新鲜蔬菜、水果等。②让婴儿多晒太阳，尽可能地让孩子参加户外活动。③病情严重的患儿，遵医嘱积极地治疗，呼吸困难时给予氧气吸入；有酸中毒时，给予纠酸药物治疗。

51. 宜及时防治及护理婴儿维生素 C 缺乏病

维生素 C 缺乏症又称坏血病。维生素 C 是人体必需的营养素之一，与婴儿的健康成长有着非常密切的关系。维生素 C 能促进胶原形成，当维生素 C 缺乏时胶原合成会受到损害，可使小血管脆弱而发生不同程度的出血。维生素 C 能促进骨骼的发育，健全牙齿与骨骼。婴儿正处于快速的生育发育时期，维持骨骼的正常发育非常重要。缺乏维生素 C 可致牙齿缺陷，尤其是在牙齿形成的时期危害更大。维生素 C 能促进铁的吸收及利用，对婴儿缺铁性贫血有预防和辅助治疗作用。婴儿正处于生长发育较快时期，对维生素 C 的需要量较大。当维生素 C 缺乏时，毛细血管通透性增加，就会出现坏血病。其早期表现为性情急躁，面色苍白，食欲减退。以后出现牙龈红肿、出血，皮肤出现瘀点或瘀斑，眼结膜、眼睑出血。严重者可出现全身骨

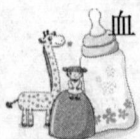

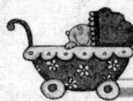

膜下出血,使婴儿感到全身疼痛,尤其是下肢,因痛而不敢活动,保持一种青蛙的姿势。

(1)防治:患有维生素 C 缺乏症的婴儿,治疗主要是补充大量维生素 C,对重症婴儿及有呕吐、腹泻或内脏出血症状的,应去医院治疗。一般维生素 C 治疗很少出现不良反应,但过量也可引起恶心、呕吐、腹痛、腹泻等。患有并发症的小儿应针对病因和症状予以适当处理。

(2)护理:①应给予婴儿橘汁、水果、新鲜蔬菜等富含维生素 C 的食物。②遵医嘱,适当给予婴儿口服维生素 C,不能口服者可静脉滴注。③牙龈出血者,注意口腔卫生。贫血者,加用叶酸、维生素 B_{12}。骨膜下出血者,恢复需要数月,注意局部保护。

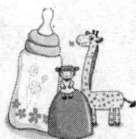

五、婴儿用药宜与忌

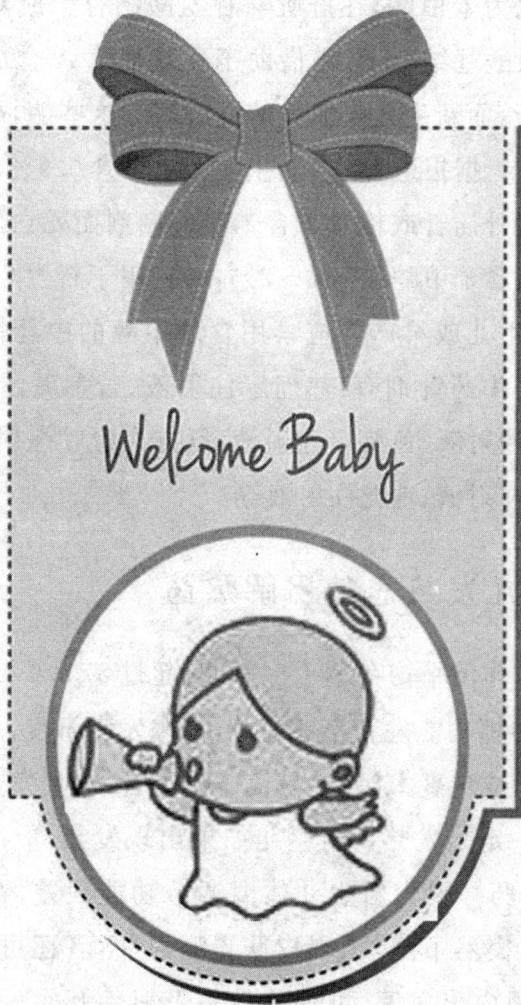

Welcome Baby

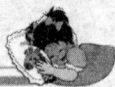

1. 新生儿忌用含苯甲醇的中药针剂

生活中,大家往往认为西药的不良反应多,使用时都特别谨慎,而喜欢用自认为无不良反应的中药来治疗疾病。其实应用中药也须慎重,特别是内含苯甲醇的中药针剂,新生儿就应忌用。这是因为苯甲醇在体内氧化为苯甲酸,在肝脏与甘氨酸结合生成马尿酸排出体外。上述反应系酰基结合,常需借助于酰基辅酶 A 合成酶和酰基转移酶的催化进行,而新生儿未成熟的肝脏缺乏这些酶,故不能代谢苯甲醇而显示毒性。据报道,16 名新生儿因用了含 0.9％苯甲醇的生理盐水冲洗过的血管插管或接受了含苯甲醇制剂而死亡。目前我国生产的中药针剂内含苯甲醇在 1％～2％,一旦用于新生儿,后果将不堪设想。因此,新生儿或早产儿应禁用含苯甲醇的中药针剂。临床常用的含苯甲醇的中药针剂有:热痛宁注射液、苦参碱注射液、牛西西注射液、板蓝根注射液、鱼腥草注射液、复方大青叶注射液、复方木通注射液、金银花注射液、地龙注射液等。

2. 新生儿发热忌使用解热药

人体的正常体温平均在 36℃～37℃,超过 37.5℃,就是发热。新生儿体温调节中枢功能发育不够完善,汗腺发育不良,排汗散热能力差,若室温过高,或包裹太厚,容易使体温上升,出现发热。新生儿偶尔体温稍高不一定是发热。新生儿如果出现发热,应以物理降温为主,忌应用解热药。因为新生儿体温调节功能很差,在服用解热药后,常可使体温突然下降,出现皮肤青紫,严重者还可出现便血、呕血、脐部出血、颅内出血等,可因抢救不及时而死亡。因此,解热药(如阿司匹林、小儿退热片、APC 等)是新生儿的禁用药。以下方法可

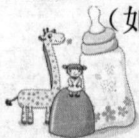

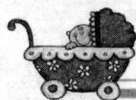

用于婴儿退热。

（1）控制居室温度：婴儿室室温保持在 25℃以下，保持室内通风良好。新生儿高热时，千万不可用厚被包裹，以免影响散热，使体温进一步升高。

（2）物理降温：若婴儿体温较高，超过 39℃，可给予物理降温，用温湿毛巾为婴儿擦浴降温，以促进蒸发散热。

（3）水分摄入：保证婴儿摄入充足的水分，多喂温白开水，利于降温和防止脱水。

3. 忌给婴儿过量使用外用药

婴儿的皮肤发育尚不健全，许多外用药容易穿透皮肤，特别是皮肤黏膜有创伤或发生炎症时，其吸收药物更加迅速。婴儿应用外用药物过量而发生中毒事故并不少见，如用新霉素软膏过量引起耳聋；用糖皮质激素软膏过量会发生全身水肿；用硫酸阿托品滴眼引起超高热；用硼酸软膏过量引起呕吐、红斑、惊厥、肾损害；用水杨酸软膏过量引起呕吐、呼吸急促、嗜睡；用酒精溶液湿敷引起嗜睡、呼吸困难；用薄荷脑擦洗引起呼吸困难、发绀等。因此，婴儿的皮肤、耳、鼻、眼、口腔、肛门等部位需要使用外用药时，不论是水剂，还是软膏、乳膏或粉剂，均应特别注意。必须应用这些药物时，应控制药物的浓度和剂量及使用的面积和次数等。同时，在用药物过程中还应严密观察婴儿情况，以防止由于皮肤或黏膜吸收过多的药物而发生中毒。

4. 忌盲目用药治疗婴儿头发稀少

有的婴儿出生后头发稀少，不少家长为此而烦恼，认为是母亲怀孕时营养不良引起的；怕孩子长大后头发稀少，或成秃发而影响美

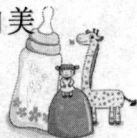

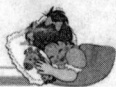

观,便想用药治疗。其实,头发的多少存在个体差异,这种差异与母亲怀孕时营养好坏、疾病情况、妊娠反应的严重程度及情绪毫不相关。据了解,有的家长不给孩子洗发,原因是怕洗发掉头发,头发会更少。实际上,在洗发过程中脱落的头发是已经衰老的头发,属于自然脱发。

研究表明,孩子出生时头发稀少,并不影响今后头发的生长,在一般情况下,小孩大约在 1 周岁或更早些,头发会逐渐长好,2 岁左右时头发则会自然长满。当然,并不是所有的孩子头发都一样,好一些、差一些、密一些、稀一些,都是自然现象,有的可能与父母遗传有关,并不是病态。

5. 婴儿哭时忌喂药

由于婴儿抵抗力差,免不了会患病,需要服药。给婴儿喂药时婴儿会大哭大闹,家长应注意千万不要在婴儿哭时喂药,以免药液呛到婴儿气管中。有的妈妈在婴儿哭时,趁势将药液倒入婴儿口中,经常使孩子呛出泪来,引起阵阵咳嗽,严重者会使婴儿窒息而导致死亡。所以,喂药时应将药研碎溶化于水中或乳汁中,倒入奶瓶里,加入白糖等合适的调料,让孩子慢慢饮下,这样才不至于呛着孩子或发生意外。

6. 婴儿忌过量服用鱼肝油

鱼肝油含有维生素 A 和维生素 D,其中维生素 A 的含量是维生素 D 的数倍。

有的父母认为,鱼肝油是一种补品,就长期给婴儿大量地服用;治疗佝偻病时,超量给婴儿服浓缩鱼肝油,当维生素 D 达到治疗量

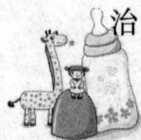

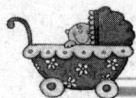

时,维生素 A 已经大大超过了需要量。这样,就往往产生维生素 A 蓄积中毒。

(1)维生素 A 中毒是慢性的,会影响小儿的健康和发育。常见的症状是毛发脱落、皮肤干燥、奇痒、食欲缺乏、脂溢性皮炎、容易激动、口角皲裂、肝脾大、上肢和小腿等处新骨增生、头围增大、颅压增高等。

(2)维生素 D 中毒的表现为食欲缺乏、恶心呕吐、血钙过高、肾功能减退等症状。因此,鱼肝油一定要合理使用,绝对不能作为补品长期大量服用。婴儿作为预防佝偻病服用浓缩鱼肝油滴剂时,每日 4～6 滴即可;到 1 周岁左右,添加一定辅食,晒晒太阳,就不要再服了。如果是单纯治疗佝偻病,最好选用单纯的维生素 D 制剂,如维生素 D_3 丸或维生素 D_2 片,以避免由于服用浓缩鱼肝油而发生维生素 A 中毒。

7. 忌随便给婴儿吃钙剂

假如家长怕孩子缺钙,一定去医院请医生诊治,医生会根据孩子的缺钙程度,让孩子服用鱼肝油或是注射维生素 D。婴儿成长中需要的钙质,其实每天吃一个鸡蛋就足够了,但是食物中的钙质不容易被吸收,常常随同排泄物被排出体外。鱼肝油含维生素 A 和 D,其作用是促进钙、磷在肠内吸收。但是,许多家长一听说自己的孩子缺钙,就给孩子吃大量钙粉,这样不但不能改变孩子的缺钙状况,反而会引起别的病症。因为钙粉和牛奶会结成不易消化的奶块,引起孩子肠功能紊乱,食欲缺乏等。

佝偻病的发生不是由于缺钙,而是由于孩子体内缺乏维生素 D,所以医学上称为"维生素 D 缺乏性佝偻病"。钙主要是在酸度较大的小肠上段吸收,而维生素 D 对钙在小肠内吸收起着非常重要的作用,

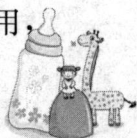

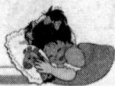

如果维生素 D 缺乏就会引起体内缺钙,所以单纯吃钙,既不能预防也不能治疗佝偻病。另外,钙质在母乳中含量很丰富,很适合孩子肠道吸收,一般来说,母乳喂养的小儿不需要再补钙。如果用牛乳喂养的小儿则因牛奶中含钙成分比例不适合孩子肠道吸收,故用牛乳喂养的小儿容易患佝偻病。对此,孩子应在医生指导下服用维生素 D,或多晒太阳进行预防。不能单纯给孩子吃钙剂。

小儿佝偻病的发生时间多在出生后 3 个月至 3 岁之前,3 个月的孩子,因出生前从母体得到的钙基本上够孩子生长发育的需要,不需另外补钙,小儿出生 4 个月后,应逐渐增加蛋黄、蔬菜等,也不需再吃钙粉。对于 1 岁以上的小儿能够正常进食,又无佝偻病的症状,就更不需要另外补钙了。

8. 婴儿患鹅口疮忌用抗生素治疗

鹅口疮是一种由白色念珠菌感染引起的口腔病症,多见于婴幼儿。常由产道、乳母乳头的污染传播给婴儿。

白色念珠菌是一种真菌,在正常情况下口腔黏膜寄生着许许多多微生物,如乳酸杆菌、链球菌、白色念珠菌等,它们之间互相制约、互相拮抗,有些细菌可以抑制白色念珠菌的生长繁殖。当不合理地应用了抗生素后,一些细菌被抑制或杀死,但是抗生素对白色念珠菌却无作用,相反因互相制约、互相拮抗的细菌数量明显减少,白色念珠菌会迅速繁殖,婴儿患鹅口疮服用抗生素后病情加重就是这个道理。

正确的治疗方法是使用杀真菌的药物,如 3% 碳酸氢钠涂口腔,每日 2～3 次,或用制霉菌素混悬液(50 万单位制霉菌素粉加入 10 毫升清鱼肝油中)涂抹,也可用冰硼散、锡类散涂于患处;若反复不愈,可口服氟康唑等抗真菌药。

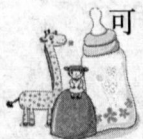

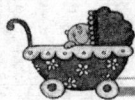

9. 婴幼儿忌用氯霉素眼药水

氯霉素眼药水和氯霉素片剂一样,有引起婴儿患再生障碍性贫血和"灰婴综合征"的危险。有的家长因不了解氯霉素眼药水的毒性反应,擅自给婴幼儿使用,结果引起中毒。

氯霉素眼药水中氯霉素含量虽然很低,但婴幼儿机体组织柔嫩、黏膜血管丰富,对药物吸收迅速,加之其肝、肾功能发育不健全,肝脏缺乏分解、破坏氯霉素的葡萄糖酸转移酶,而且肾脏对药物的排泄能力较差,所以婴幼儿使用氯霉素眼药水,可通过局部黏膜迅速吸收并在血液中蓄积。氯霉素对有过敏体质的婴幼儿可抑制骨髓造血系统,引起进行性贫血、出血倾向和反复感染,甚至诱发再生障碍性贫血;若血中氯霉素浓度过高,会损害心肌组织,引起循环衰竭,导致"灰婴综合征",表现为腹胀、面色青灰、体温降低和休克。因此,为了婴幼儿的安全和健康,一般情况下婴幼儿忌使用氯霉素眼药水。

10. 婴幼儿忌滥用止咳药

婴幼儿呼吸系统感染时,最常见的症状是咳嗽。当患儿咳嗽时,家长往往给孩子服用止咳药,一种不行再换一种,或者两种药物合用,结果适得其反,咳嗽久治不愈,个别患儿甚至咳嗽加剧,病情越来越重,这是什么缘故呢?

咳嗽是人体呼吸道免受外来刺激的一种保护性动作,如有些孩子患支气管炎或肺炎时,通过咳嗽,可将气管、支气管、肺泡内的病菌,以及组织破坏后的产物排出体外,以免这些有害物质在体内继续扩散,使呼吸道保持通畅和清洁,这种有痰咳嗽对孩子是有益的。而有些孩子的咳嗽是无痰的干咳,这种反复剧烈的干咳会影响孩子休

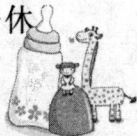

息和睡眠,甚至引起一系列严重的后果,这种长期剧烈的干咳能导致肺气肿、支气管扩张、咯血和胸痛等,因此对孩子是不利的。家长一定要仔细辨别孩子的咳嗽是属于哪一类。一般的咳嗽,应以祛痰为主,不要单纯使用止咳药。当胸膜炎、肺炎等引起频繁而剧烈的刺激性干咳时,才可在短时间内应用可待因糖浆和咳必清之类的止咳药。如果是有痰的咳嗽,尤其是痰多者,应选择助咳化痰的药物,使痰液变得稀薄,易于排出。痰液排出后,咳嗽往往也就自然缓解。如果盲目使用止咳药,虽然有时能暂时缓解咳嗽,但痰液不能顺利地排出体外,含有大量细菌、病毒及毒素等代谢产物就会长时间地停留在支气管内,一方面阻碍通气,影响气体的交换,使孩子感到呼吸困难;另一方面,肺内丰富的毛细血管网容易吸收毒素,又为细菌和病毒的生长繁殖提供了条件,使病情加重。有的患儿得了肺炎,咳嗽时常会出现呕吐,呕吐物也都是些黏液性物质,实际上这就是痰液。对于这些孩子,更不能用止咳药物。

11. 婴幼儿忌多喝止咳糖浆

小儿止咳糖浆是人们熟悉的一种家庭常备药,由于药味甜,小儿喜欢喝,一些年轻的父母也误认为小儿止咳糖浆能止咳又无毒,多喝点好得快,常常过量地给小儿喝。其实任何药物都有安全范围,小于最低用量则不能产生治疗作用,而超过极量就会出现不良反应,甚至药物中毒。小儿止咳糖浆中的主要成分是盐酸麻黄素、氯化铵、苯巴比妥和桔梗流浸膏等。小儿止咳糖浆服用过多,会出现盐酸麻黄素的不良反应,如头晕、心跳加快、血压上升,还可出现大脑兴奋,烦躁和失眠等;苯巴比妥的不良反应是头晕、无力、困倦、恶心和呕吐等;氯化铵服用过量可产生酸中毒等一系列不良反应。因此,小儿服用小儿止咳糖浆忌过多,应遵照医嘱按规定的剂量服用。

六、婴儿预防接种宜与忌

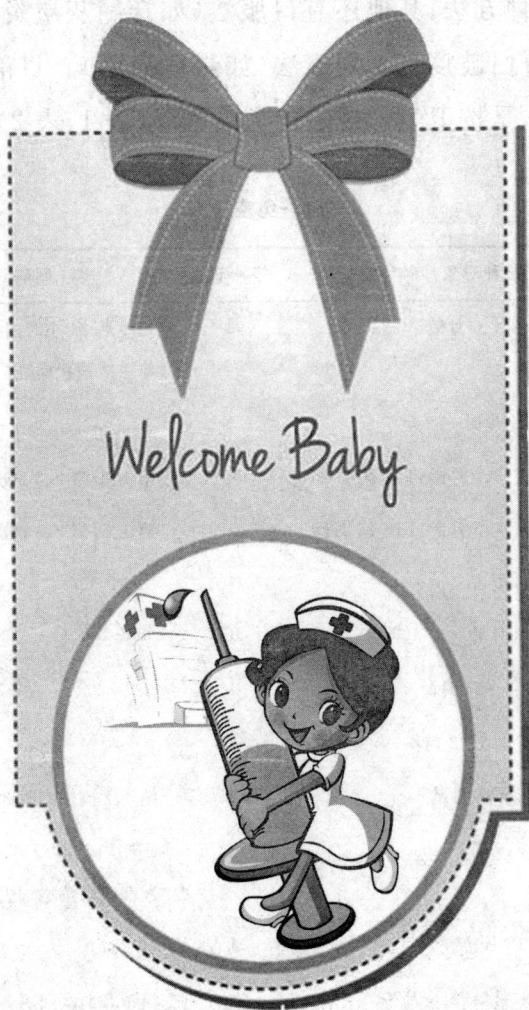

Welcome Baby

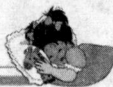

1. 预防接种宜按程序进行

预防接种就是人工免疫,是通过将疫苗、抗毒素等抗原生物制剂注入人体,使人体获得抗体,产生对相应疾病的特异性抵抗力。预防接种的方法有多种,最常用的是皮下注射法,麻疹疫苗、A 群流脑疫苗等都是用这种方法;其他还有口服法(如脊髓灰质炎糖丸疫苗)、肌内注射法(如百白破疫苗)、划痕法(如炭疽疫苗)。目前,我国普遍开展的预防接种,是按卫生部规定的免疫程序(表1、表2)进行。

表1　免疫程序

疫　苗	接种对象月(年)龄	接种剂次	间隔时间
乙肝疫苗	0、1、6 月龄	3	出生后 24 小时内接种第一剂次 第 1、2 剂次间隔≥28 天
卡介苗	出生时	1	
脊灰疫苗	2、3、4 月龄,4 周岁	4	第 1,2,第 2,3 剂次间隔均≥28 天
百白破	3、4、5 月龄,18～24 月龄	4	第 1,2,第 2,3 剂次间隔均≥28 天
白破疫苗	6 周岁	1	
麻风(疹)疫苗	8 月龄	1	
麻腮风、麻腮疫苗	18～24 月龄	1	
乙脑减毒活疫苗	8 月龄、2 周岁	2	
A 群流脑疫苗	6～18 月龄	2	第 1、2 剂次间隔 3 个月
A+C 流脑疫苗	3、6 周岁	2	2 剂次间隔≥3 年,第二剂次与 A 群流脑第二剂次间隔≥12 个月
甲肝减毒活疫苗	18 月龄	1	
乙脑灭活疫苗	8 月龄,2、6 周岁	4	第 1、2 剂次间隔 7～10 天
甲肝灭活疫苗	18 月龄,24～30 月龄	2	2 剂次间隔≥6 个月

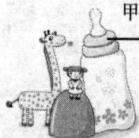

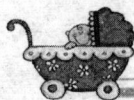

表 2　接种方法

疫苗种类	剂　量	接种部位
乙肝疫苗	重组乙肝酵母疫苗 5μg/0.5ml/剂次 重组乙肝 CHO 细胞疫苗 10μg/1ml/剂次或 20μg/1ml/剂次	肌内注射,上臂三角肌
百白破疫苗	0.5ml/剂次	肌内注射,上臂三角肌
白破疫苗	0.5ml/剂次	肌内注射,上臂三角肌
甲肝灭活疫苗	0.5ml/剂次	肌内注射,上臂三角肌
麻疹疫苗	0.5ml/剂次	皮下注射,上臂三角肌附着处
麻风疫苗	0.5ml/剂次	皮下注射,上臂三角肌附着处
麻腮风疫苗	0.5ml/剂次	皮下注射,上臂三角肌附着处
麻腮疫苗	0.5ml/剂次	皮下注射,上臂三角肌附着处
A 群流脑疫苗	30μg/0.5ml/剂次	皮下注射,上臂三角肌附着处
A+C 群流脑疫苗	100μg/0.5ml/剂次	皮下注射,上臂三角肌附着处
甲肝减毒活疫苗	1ml/剂次	皮下注射,上臂三角肌附着处
乙脑减毒活疫苗	0.5ml/剂次	皮下注射,上臂三角肌附着处
乙脑灭活疫苗	0.5ml/剂次	皮下注射,上臂三角肌附着处
卡介苗	0.1ml/剂次	皮内注射,上臂外侧三角肌中部附着处
脊髓灰质炎疫苗	每次 1 粒	口服,用冷开水喂服

　　除计划免疫程序的一类疫苗外,我国尚有以下多种二类疫苗的预防接种。

　　(1)水痘疫苗:采用水痘带状疱疹病毒 OKa 株接种人二倍体细胞(MRC-5),经培养收获病毒,并加适宜稳定剂后冻干制成。用于预防水痘。皮下注射,适于 12 个月以上的儿童,接种 1 次。

　　(2)七价肺炎球菌结合疫苗:本品接种用于婴幼儿主动免疫,以

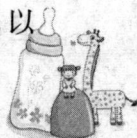

141

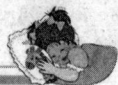

预防由本疫苗包括的 7 种血清型(4、6B、9V、14、18C、19F 和 23F)肺炎球菌引起的侵袭性疾病。肌内注射,适用于 3 月龄至 2 岁的婴儿,未接种过本疫苗的 2~5 岁儿童。推荐常规免疫接种程序:3、4、5 月龄进行基础免疫,12~15 月龄加强免疫。

(3)轮状病毒疫苗:采用轮状病毒弱毒株接种新生小牛肾细胞,经培养、收获病毒液并加适宜的保护剂制成。用于预防婴幼儿 A 群轮状病毒引起的腹泻。口服,适用于 2 月龄至 3 岁的婴幼儿,每人 1 次口服 3 毫升,每年应服 1 次。

(4)流感疫苗:用于预防流行性感冒。适用于任何可能感染流感病毒的健康人,每年在流行季节前接种 1 次,免疫力可持续 1 年。接种流感疫苗是预防和控制流感的主要措施之一。

2. 预防接种宜知的注意事项

(1)接种反应

①卡介苗。皮内注射,反应较大,接种数周后局部可发生脓疱,甚或形成脓肿,穿破皮肤形成直径 0.5 厘米左右的浅表溃疡,然后结痂脱落后可留下永久性瘢痕。浅在淋巴结也同时肿大,接种后 8~14 周结核菌素试验呈阳性反应。

②脊髓灰质炎疫苗。目前已制成三型混合疫苗糖丸,疫苗不怕冷冻,零下 20℃保存,有效期为 2 年;2℃~10℃为 5 个月;20℃~22℃为 10 天左右;30℃~32℃只能保存 2 天。需用冷开水喂服糖丸,勿用热水或人乳喂服,因两者均可破坏疫苗。一般服后无异常反应,偶可出现腹泻或皮疹,不需治疗,2~3 天可自愈。

③百白破三联疫苗。皮下注射不易吸收,采用肌内注射。接种后 6~10 小时,局部有痒痛、轻微红肿硬结,有时硬结需 1~2 月才消退,可有微热,均为正常反应。如果局部红肿超过 5 厘米,体温

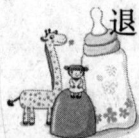

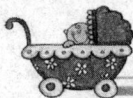

38.5℃以上时可服解热药。

④麻疹疫苗。患过麻疹者可终身免疫,不需接种本疫苗。接种注射后拔针时勿将疫苗沿针眼漏出,不可用酒精棉球压迫针眼。接种后有5%～10%的婴儿于第5～14天有低热或一过性皮疹,4～5天可自愈。少数接种者体温高达39.5℃,可对症处理。疫苗不耐热也不耐冻,室温下极易失效,保存与运输的适宜温度为4℃～8℃,可保存2～3个月。正值发热或患结核的婴儿应暂缓接种。

(2)接种剂量、次数与间隔时间

①接种剂量是影响效果的关键因素,应引起极大重视,接种时应做到全程、足量。一般情况下,接种的时间应选择在相应传染病流行前4～6周,以留有充分时间完成机体免疫过程,在相应疾病尚未流行前即获得了个体免疫。

②接种的次数与间隔时间因疫苗种类而异,如减毒活疫苗(卡介苗、甲肝疫苗)抗原性强,一般接种1次。死疫苗、类毒素、灭活病毒疫苗(百白破、乙脑灭活疫苗)需加强接种2～3次。多次接种的间隔时间,如一般液状制品(如乙型脑炎)为1～2周。同时接种两种死疫苗可在同一天不同部位接种,也可在不同时间、不同部位接种。同时接种两种活疫苗可在同一天不同部位接种,若不能同一天接种必须间隔28天以上。如果因故没有完成接种程序,仍可按原来的程序继续进行,不必从头开始。吸收较慢的制品如百白破三联疫苗,宜在大腿外侧肌内深部注射,可减少局部反应。

(3)禁忌证:接种前应了解婴儿有无过敏史及禁忌证。向接种医生了解接种目的、意义及可能出现的不良反应。各种生物制品都有接种的禁忌证,其目的在于减少异常反应。

①相对禁忌证。是指正患活动性肺结核、肝病、溃疡病发作期、发热、急性传染病等,待病情缓解,恢复健康后即可接种。

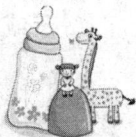

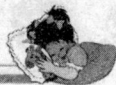

②特殊禁忌证。是指某一种生物制品特有的,不是所有生物制品都不能接种,如结核病人不能接种卡介苗。

③绝对禁忌证。是指任何生物制品都不能接种的,如有明确过敏史者,患有自身免疫性疾病、恶性肿瘤、神经系统疾患、精神病、免疫缺陷病及皮肤病如湿疹等。这类禁忌证如掌握不严,接种后极易发生异常反应,以致发生接种事故。

3. 婴儿宜进行计划免疫

婴儿计划免疫是根据危害婴儿健康的一些传染病,利用安全有效的疫苗,按照规定的免疫程序进行预防接种,可提高婴儿免疫力,达到预防传染病的目的。为什么一定要按免疫程序给婴儿打预防针呢?因为不同的疫苗有不同的免疫程序,这是根据多年科学实践为依据而制定的,如百白破、小儿麻痹糖丸、乙肝疫苗等,必须注射3次完成基础免疫才能使婴儿身体产生足够的免疫力。随着婴儿的长大,体内原有的疫苗所获得的免疫力也会逐渐下降,因此还要进行加强免疫。由于托儿所、幼儿园、小学都是婴幼儿集中的场所,婴儿对疾病的抵抗力较差,为了防止传染病的发生和流行,保护婴儿健康,必须有群体免疫力。因此,婴儿要凭有效的免疫接种证才能入托、入园和入学。婴儿的免疫接种证是证明婴儿按国家规定的免疫程序进行了预防接种,对一些传染病已有了免疫力,即使这类传染病出现了,也不易被传染,因为形成了群体免疫屏障,不会造成传染病的流行。因此,婴儿的免疫接种证应妥善保存。

(1)接种意义:危害婴儿健康的传染病有麻疹、小儿麻痹症、结核病、白喉、百日咳、破伤风、乙型肝炎、流行性乙型脑炎等。这些病都比较严重,一旦传染上,会影响婴儿的生长发育,有的还会威胁生命,或留下后遗症,给个人及家庭带来不幸,也给社会造成负担。计划免

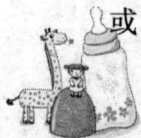

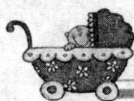

疫是预防和控制并最终消灭相应传染病最方便、最有效、最经济的手段。

(2)特异性抗体：当细菌侵入人体时，身体就产生一种抵抗这种细菌的物质，叫做抗体。不同的病会产生不同的抗体，称为特异性抗体。病好后，这种特异性抗体仍然存留在体内，如再有这种细菌侵入体内，特异性抗体就能抵抗细菌不再得此病。预防接种就是根据这个道理，人为地让少量细菌种入人体，既能产生特异性抗体，又不让人患病，从而产生抗病能力。具体做法是：将被特殊处理过的细菌、毒素或病毒制成各种特异的预防针，然后接种到人体内，刺激人体产生特异性抗体。

(3)基础免疫：为了能在 1 岁之前预防结核病、乙型肝炎、脊髓灰质炎、百日咳、白喉、破伤风、麻疹、乙型脑炎、流行性脑膜炎，婴儿在第一年内必须按照我国的免疫程序完成相应疫苗的接种，使婴儿体内对这几种病产生特异性抗体，这就叫"基础免疫"。基础免疫所获得的特异性抗体，在体内只能维持一段时间，待身体内抗体浓度降低时，应再接种 1～2 次，这就是"加强免疫"。通过再次接种可再次刺激机体产生抗体，使抗体维持在足以抵抗病原体的较高水平上。

4. 婴儿免疫接种后宜加强护理

预防接种是用各种疫苗、菌苗或类毒素，注射到健康婴儿的身体里，使婴儿增强相应的抗病能力。预防接种后婴儿常会发生一些反应。

(1)局部反应：一般婴儿在接种 24 小时后接种部位出现红、肿、热、痛等现象。反应较重的可引起附近的淋巴结、淋巴管发炎。注射部位肿大的硬结范围又分为轻、中、重。轻的直径小于 2.5 厘米，中的在 2.5～5 厘米，超过 5 厘米为重反应，这种反应可持续数小时或数

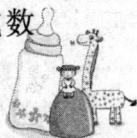

145

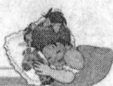

天。如果局部红肿较重,可以热敷(卡介苗接种后的红肿严禁热敷)。早、晚各 1 次,每次 10~15 分钟。要勤换内衣,避免破溃后感染。

(2)全身反应:婴儿表现为发热,轻者 37℃～37.5℃,中度者 37.6℃～38.5℃。39℃以上为重者。除此之外,部分婴儿可伴有头痛、头晕、全身无力、寒战、恶心、呕吐、腹痛、腹泻等症状,以上反应一般多在 24 小时之内消退,很少持续 3 天以上。如果重度发热可服用解热药。一般体温恢复正常后,其他症状也就自行消退。如果高热不退或有其他异常,应及时去医院诊治。

(3)加强护理:好好休息,不要活动过多;保护接种部位的清洁,不要让婴儿用手挠抓;不吃有刺激性的食物,多喝白开水;家长随时观察婴儿接种后的身体状况。

5. 婴儿宜接种卡介苗

新生儿出生后第一天就应该接种卡介苗。卡介苗是 种经过人工培养制成的无菌牛型结核杆菌的活菌苗。新生儿接种后就可以使身体产生对抗结核病的免疫力,在受到结核菌的侵袭时能将病菌消灭,使其不能在体内繁殖及血行播散,从而有效地预防结核病的发生。

结核病是由结核杆菌引起的慢性传染病,至今在我国仍有流行。它常以隐蔽的形式进行传播。婴儿如未能按时接种卡介苗,很有可能在不知不觉中被染上结核病,给婴儿健康带来极大的危害。虽然目前对结核病有许多有效的治疗药物,但由于婴儿抵抗力低下,感染后很难控制,并能发展为很严重的类型,特别是结核性脑膜炎,有可能带来不可逆的脑部损伤,造成痴呆后遗症。我国早已把卡介苗列入婴儿计划免疫中,要求所有新生儿必须接种卡介苗,其目的就是使新生儿能较早地获得免疫力,为保护婴儿健康,免遭结核病的危害提

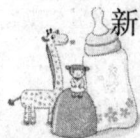

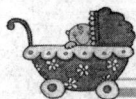

供保障。目前,凡是在医院住院分娩的新生儿都进行了卡介苗接种。在家中接生的新生儿也应按时到所在地保健部门接种,不可遗漏。

婴儿接种卡介苗后应注意接种处保持清洁,每日换衣服,以防局部造成混合感染。种卡介苗一般无不良反应,种后3～4周,局部可有较硬的红肿,里面逐渐出现脓液,红肿上可能有个小白点,以后破溃结痂,渐干燥。1～2个月后大部分可愈合,留下一瘢痕。此外,接种卡介苗3个月后要检查是否接种成功,可到当地防疫部门接受结核菌素试验,48～72小时后查看结果。如果注射局部出现0.5～1厘米的红肿硬结,说明试验阳性,接种成功。否则为阴性,接种没有成功,需要重新接种。

从接种卡介苗到人产生抗结核病的免疫力约需2个月。在此期间,婴儿基本上不具有抗结核病的免疫力,应与患活动性肺结核的患者隔离6周,少带婴儿去公共场所,以防在未产生免疫力之前即受到感染。

6. 婴儿宜接种乙肝疫苗

乙型肝炎是病毒性肝炎之一,是由乙型肝炎病毒感染所致。它的传染源主要是乙型肝炎患者及乙肝表面抗原携带者。其传染途径主要是通过注射、输血或血液制品、密切的生活接触及母婴传播。母婴传播是一种特殊传播途径,是指患乙型肝炎或携带乙型肝炎表面抗原的孕妇在妊娠期或分娩时将乙型肝炎病毒传给胎儿。

乙型肝炎的危害性很大。在我国,人群感染率达8%以上。该病一旦发展为慢性,比较容易转为肝硬化及肝癌。孕妇将乙肝病毒传给子代,主要是通过胎盘感染胎儿,即宫内传播;产妇分娩过程中也可感染新生儿,还可因母婴密切接触,而发生产后传播使新生儿感染乙肝病毒。乙型肝炎表面抗原阳性孕妇,其子代有40%～50%会感

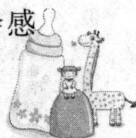

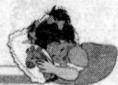

染乙型肝炎病毒。乙型肝炎表面抗原、e抗原双阳性的孕妇,其子代乙型肝炎病毒的感染率可高达70%～90%。此外,新生儿的感染率还与孕妇患病的时间有关。孕早期患病,子代感染几率较小;中早期患病,子代感染率为25%;而孕晚期至产后2个月内发生急性乙型肝炎,子代的感染率可高达70%。并且这种母婴传播一旦发生,极易形成乙型肝炎病毒终身携带,其中一部分人将成为慢性肝炎、肝硬化或肝癌患者。而且,目前对这部分人尚无突破性的治疗方法。目前使用重组乙型肝炎疫苗,其使用方法如下。

(1)不带乙肝病毒的正常母亲所生的新生儿,第一次接种应在出生后24小时内,满月后接种第二次,6个月时再接种1次,共3次。每次疫苗剂量均为10微克中国仓鼠卵母细胞(CHO)。

(2)乙型肝炎表面抗原阳性或乙肝表面抗原、e抗原双阳性的孕妇,为了不让其子女患乙型肝炎,应让新生儿接种乙肝疫苗与乙肝高价免疫球蛋白,即在出生后24小时内尽早注射乙型肝炎免疫球蛋白(最好在出生后12小时内,剂量应≥100国际单位),同时在不同部位接种10微克重组酵母或20微克中国仓鼠卵母细胞(CHO)乙型肝炎疫苗,可显著提高阻断母婴传播的效果。

7. 忌接种卡介苗的婴儿

卡介苗接种对婴儿预防结核病的发生具有很好的效果,但有下列情况之一的婴儿应禁忌接种卡介苗。

(1)急性传染病的恢复期,如麻疹等恢复后未满1个月,或有慢性全身性疾病的患儿。

(2)患有结核病的患儿。

(3)患有发热、腹泻等症状的患儿。

(4)患全身皮肤病或注射局部有严重湿疹的患儿。

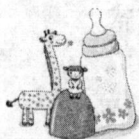

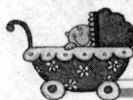

(5)早产儿、难产儿、新生儿体重在 2.5 千克以下，以及患有其他疾病的患儿。

(6)有过敏体质或痉挛素质的患儿。

8. 免疫注射后宜注意婴儿异常反应

打防疫针后，个别婴儿可能会发生一些异常反应，有的还比较严重，需及时去医院进行治疗。

(1)晕厥：一些婴儿往往在注射后即刻或几分钟之内出现头晕、心慌、面色苍白、出冷汗、手足冰凉、心跳加快等症状，严重者可失去知觉，呼吸减慢。一旦出现晕厥，应立即让患儿平卧、头位放低，保持安静，喝一杯热开水或糖水，短时间内就可恢复。严重者应皮下注射 1：1 000 肾上腺素。一般情况下，在婴儿注射疫苗后，不要马上离开诊所或医院，应观察 20 分钟，一旦出现意外能够及时救治。

(2)过敏性皮疹：这是最常见的一种反应。一般在注射后几小时至几天内出现，皮疹有多种多样，以荨麻疹最多见。出现过敏性皮疹可服抗过敏性药物，如苯海拉明、息斯敏等。如果发生出血性皮疹、紫癜、水疱或伴有其他过敏症状时，需及时治疗。血管神经性水肿，一般在注射后 1～2 天内发生，局部红肿范围逐渐扩大，皮肤发亮，严重者水肿范围可扩大到肘部、腕部。局部热敷及用抗过敏药物治疗，需数日方能消退。

(3)过敏性休克：多在注射后数分钟或 10～20 分钟内发生，与婴儿的过敏体质有关。患儿表现不安、呼吸困难、面色苍白，嘴唇发绀、出冷汗、四肢冰冷、脉搏快而细，甚至摸不清，恶心、呕吐、腹痛、抽搐、大小便失禁、神志丧失。如不及时抢救，可在短时间内危及生命。对于过敏性休克应尽量进行预防，注射动物血清前应做过敏试验，阴性方能注射，阳性者可做脱敏注射。重复使用动物血清，间隔超过 5 日

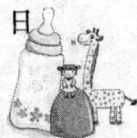

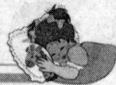
必须重做过敏试验,千万不要怕麻烦或存侥幸心理。有荨麻疹、哮喘等过敏史的婴儿不宜接种疫苗。

9. 婴儿注射丙种球蛋白前后忌打其他防疫针

丙种球蛋白是一种能够预防多种传染性疾病的注射药。其含多种抗体,对感冒、肝炎、麻疹等可起到被动性暂时性免疫作用。在注射丙种球蛋白前后 15～20 天之内,如果注射其他防疫针,将使免疫作用减弱或消失,使机体得不到足够的免疫能力。

因为防疫针是生物制品,含菌苗、疫苗、类毒素等抗原物质,在注射后会使人体产生相应的特异性抗体,从而增加抗病能力。丙种球蛋白含有抗体,能与防疫针内的抗原直接发生反应,从而使抗原失去作用,使防疫的功能减弱或消失。因此,注射丙种球蛋白前后忌打防疫针。

10. 忌接种疫苗的婴儿

预防接种不是对所有婴儿都能进行的,有些婴儿终身或暂时不能进行预防接种,如果忽略了这一点,在预防接种过程中常常会出现一些严重的异常反应,甚至可产生严重的后果。那么,到底有哪些情况的婴儿忌进行预防接种呢?

(1)有免疫缺陷病的婴儿,如先天性缺丙种球蛋白血症的婴儿。

(2)有过敏史及变态反应性疾病的婴儿,如风湿热、哮喘等。

(3)有急性传染病接触史而尚未过检疫期的婴儿,如麻疹或百日咳接触后未满 21 天,白喉或流行性脑脊髓膜炎接触后未满 7 天的婴儿。

(4)患有急性传染病和恢复时期未满 1 个月的婴儿。

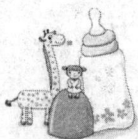

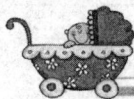

（5）目前有发热、腹泻等一般不适的婴儿。

（6）有肝、肾、心、肺脏器慢性疾病的婴儿。

（7）目前仍长期服用激素等免疫抑制药的婴儿。

上述情况没有解除之前，均不能进行预防接种。此外，有活动性结核病、皮肤疾患或接种部位有湿疹者，忌接种卡介苗。有严重变态反应及惊厥史者，忌接种百日咳菌苗。因此在预防接种前，家长应说明婴儿有无上述情况，以免发生意外。

11.忌用胎盘球蛋白代替预防接种

健康产妇胎盘血含有丙种球蛋白，从胎盘纯化提出的丙种球蛋白，称为胎盘（丙种）球蛋白。如果从正常人的血清提取的，则称为人血清丙种球蛋白。胎盘球蛋白和丙种球蛋白都含有一些抗体，主要用于预防麻疹、传染性肝炎等病毒性疾病，或用于免疫力特别低下的人群。但它们并不能代替预防接种。

一般来说，胎盘球蛋白注射于人体3～4周内，体内有一定的抗体浓度，过了这段时间，抗体浓度逐渐减少，最后消失。因此，注射球蛋白以后能防病只是短暂的，而不能持久地增强抵抗力。况且，注射球蛋白预防疾病的能力与注射球蛋白含量有关，注射量过少，仅能起到部分的甚至不能达到预防疾病的作用。总之，球蛋白不能代替预防接种。

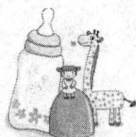